AF318148

Le Dentiste du Foyer

Le Dentiste du Foyer

HYGIÈNE DE LA BOUCHE ET DES DENTS

PAR

le Dr Paul-A. RICHER

MÉDECIN DENTISTE DES HOPITAUX DE PARIS

PARIS

GARNIER FRÈRES, LIBRAIRES-ÉDITEURS

6, RUE DES SAINTS-PÈRES, 6

1909

AVANT-PROPOS

S'il est une région du corps humain qui ait donné lieu à des préjugés sans nombre, c'est certes bien la bouche avec les dents. A en croire les erreurs propagées d'un ton d'assurance doctrinale par les gens les moins qualifiés, on ne devrait rien faire pour y prévenir le mal, encore moins pour le combattre, il semblerait que le simple bon sens perd ses droits dès qu'il s'agit d'elle. C'est ainsi qu'on se lave généralement les mains à peu près chaque fois qu'on les salit, et jamais la bouche où il passe tant de choses que souvent les mains répugneraient à toucher ; on la soumet parfois sans transition aux températures extrêmes, comme lorsqu'on boit glacé après un potage très chaud ; on y conserve souvent longtemps avant d'y remédier, des *tumeurs*, dont la moindre, placée sur le visage, ferait, par coquetterie, réclamer l'intervention chirurgicale ; des *abcès* qui constituent un grave danger, des *fistules* qui exposent à des cicatrices indélébiles, des *causes multiples d'infection* dont le moindre inconvénient est de rendre l'haleine repoussante. Telle personne qui se mettra du noir aux yeux, du rouge aux lèvres, du rose aux ongles, des parfums dans les cheveux, ne craindra pas de nous montrer, en parlant, une bouche dégarnie ou ornée de dents pourries, exhalant une odeur infecte. Telle autre, qui ne supporterait pas la moindre migraine sans la faire disparaître, restera de longues semaines à souffrir des dents avant d'y porter remède.

Il semblerait que les éléments dont se compose notre bouche n'aient aucun rapport avec les autres organes, que les règles les plus élémentaires de l'hygiène ne lui soient pas applicables, et que les diverses maladies dont elle peut se trouver atteinte, obéissant à des lois mystérieuses, échappent aux traitements rationnels en usage sur les autres points de l'économie.

Pourquoi donc, lorsqu'il s'agit de notre bouche, nous cantonnons-nous dans une négligence et une abstention aussi néfastes ? Nous sommes en cela victimes d'un reste de fatalisme inconscient. Beaucoup de gens se figurent, en effet, que nous naissons avec de bonnes ou de mauvaises dents, et qu'il en sera ainsi jusqu'à la fin de nos jours, sans que nous y puissions rien. Ceux que la nature a bien doués, sous le rapport de la denture, s'imaginent qu'ils peuvent tout se permettre impunément ; quant aux autres, ils croient qu'il n'y a rien à faire, qu'ils sont condamnés à voir toutes leurs dents se carier successivement et disparaître fatalement.

La vérité est tout autre ; et, si on veut bien se contenter du plus vulgaire bon sens pour raisonner de ces matières, le lecteur pourra se convaincre combien il serait facile, dans la plupart des cas, de conserver en bon état les armes que la nature nous a données pour manger. Nous l'accusons sans cesse, cette pauvre nature, qui n'en peut mais, des méfaits dont nous sommes seuls coupables, méfaits causés uniquement par notre négligence et notre ignorance, soigneusement entretenue par de nombreux préjugés.

Éclairer le public, détruire ces erreurs, déraciner ces préjugés, montrer l'importance qu'il y a à conserver sa bouche en parfait état, et la simplicité des moyens à mettre en œuvre pour y parvenir, telle est la tâche modeste, mais utile, que nous avons voulu entreprendre, trop heureux si nous arrivons à convaincre nos lecteurs.

Pour atteindre ce but, nous nous servirons d'un langage autant que possible *clair* et *précis*, évitant les termes trop techniques, et nous servant de préférence des expressions usuelles, au risque de tomber dans la vulgarité, s'il le faut, pour être bien compris. En effet, M. Tout le Monde, à qui s'adresse ce petit livre, n'est pas un ignorant qui ait tout à apprendre, un terrain stérile et nu où il n'y ait qu'à ensemencer, mais un demi-savant possédant une teinture de beaucoup de choses, des notions incomplètes ou erronées, en un mot, un terrain où ont poussé de mauvaises herbes, qu'il s'agit d'arracher et de remplacer par de bonnes plantes. A toutes ces connaissances, correspondent des expressions populaires qui ont cours, et dont nous ne craindrons pas d'user largement, pour être intelligible à tous.

Bien que n'ayant pas l'intention de faire ici un traité d'anatomie et de pathologie, il nous semble indispensable de montrer d'abord ce que c'est que la bouche, où elle commence et finit, par quoi elle est limitée, avec quoi elle communique, quels sont les éléments qui entrent dans sa structure, quelles fonctions elle remplit à l'état normal, et comment ces fonctions sont altérées par la maladie. Il sera ensuite facile d'en tirer des conclusions pratiques pour la conduite que chacun doit tenir à l'égard de sa bouche, ce qui est, à proprement parler, le but de cet ouvrage.

LE DENTISTE DU FOYER

ANATOMIE ET PHYSIOLOGIE
DE LA BOUCHE

NOTIONS ANATOMIQUES

Bouche

La bouche est une *cavité* placée à l'extrémité supérieure du tube digestif : cette cavité, plus ou moins ovalaire, a son plus petit diamètre de haut en bas, et sa plus grande dimension d'avant en arrière, ceci à l'état de repos, c'est-à-dire d'occlusion ; car, lorsqu'elle est largement ouverte, le diamètre vertical augmente sensiblement.

Ses limites sont :

En **haut**, la voûte palatine, le palais, comme on dit communément.

En **bas**, le plancher de la bouche et la langue.

Sur les **côtés**, les joues.

Toutes ces parois sont complètes et sans communications avec l'extérieur. Il n'en est pas de même des parois antérieures et postérieures de la bouche, qui sont incomplètes et la font communiquer avec l'extérieur d'une part, en **avant** (ce sont les lèvres), avec le gosier d'autre part, en **arrière**, ce sont les piliers antérieurs du voile du palais, la luette et la

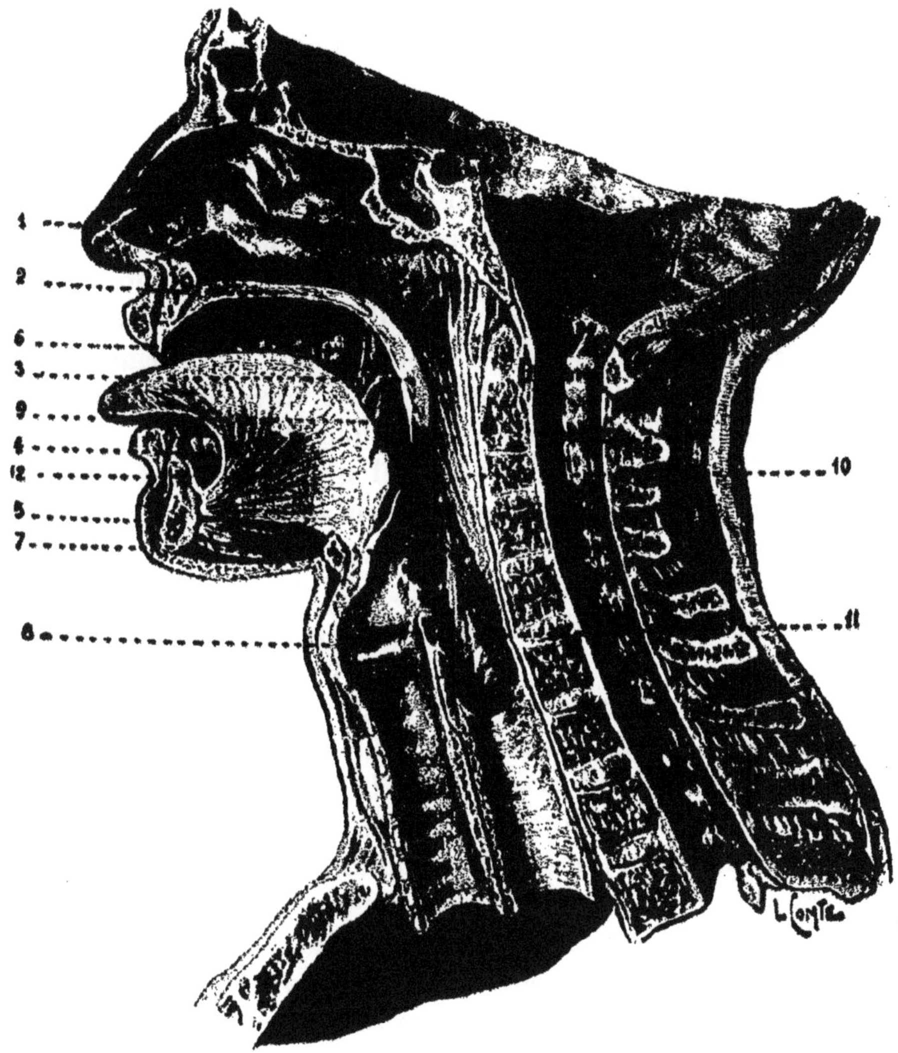

Fig. 1. — Cavités de la face. — Coupe antéro-postérieure
des fosses nasales, de la bouche, du pharynx.

1. Fosses nasales ; — 2. Voûte platine ; — 3. Voile du palais ; — 4. Langue ; — 5. Coupe
du maxillaire inférieur ; — 6. Partie postérieure de la cavité buccale ; — 7. Epiglotte ; —
8. Larynx ouvert ; — 9. Amygdales ; — 10. Pharynx (vestibule commun aux voies aériennes
et aux voies digestives) ; — 11. Commencement de l'œsophage (voies digestives) ; —
12. Glandes sublinguales.

base de la langue. Comme chacun le sait et comme nous le verrons plus loin, ces communications peuvent s'établir et se fermer par le jeu des muscles, imitant plus ou moins le rideau qui, au théâtre, sépare la scène de la salle de spectacle.

Sauf la voûte palatine, qui est rigide et osseuse, toutes les parois de la bouche sont mobiles et susceptibles de changer de formes et de dimensions par suite des mouvements qu'elles exécutent. La *cavité* elle-même est donc essentiellement variable de formes et de dimensions ; et si, largement ouverte, la bouche offre une grande place disponible, à l'état de fermeture au contraire, il n'y a plus de vide, la langue et les dents remplissent tout. Ces dernières, implantées dans les *arcades alvéolaires* des os maxillaires, forment une courbe en fer à cheval, qui divise la bouche en deux parties bien distinctes et très inégales : tout ce qui est situé en arrière et en dedans de cette courbe constitue la bouche proprement dite ; toute la partie située en avant et en dehors est ce qu'on nomme le *vestibule de la bouche*. Ces deux portions communiquent plus ou moins complètement suivant l'écartement des mâchoires, largement et par tout leur pourtour lorsque la bouche est grandement ouverte, et seulement par un point lorsque les dents sont serrées. Ce point est l'espace situé derrière la dernière molaire ; il y a une certaine importance à le connaître ; car c'est par là seulement qu'on peut faire pénétrer des liquides dans la cavité buccale, que ce soient des médicaments, comme chez une personne qui se trouve mal, ou des aliments, comme chez les aliénés qui refusent de manger.

Etudions maintenant brièvement les diverses parties

de la bouche, en commençant par ses parois, et d'abord les *lèvres*.

Lèvres

Les *lèvres* sont essentiellement formées de muscles recouverts par la peau en dehors, la muqueuse en dedans ; leur structure les rend éminemment mobiles et contractiles, capables d'affecter de nombreux changements de forme et d'aspect qui concourent à l'expression des sentiments les plus divers, depuis le sourire le plus gracieux jusqu'au dédain et à la méchanceté caractérisée par les *lèvres pincées*. Elles sont séparées par une fente transversale, aux extrémités de laquelle elles se réunissent ; c'est ce qu'on nomme les coins ou mieux *commissures* des lèvres.

A l'état de repos, elles doivent s'appliquer immédiatement sur les dents et les recouvrir complétement. Lorsque manquent ces dernières, c'est-à-dire chez l'enfant et le vieillard, elles forment des replis flottants fort utiles au bébé pour téter, fort disgracieux pour la physionomie chez le vieillard.

L'épaisseur des lèvres varie beaucoup suivant les races (nègres) et dans la même race d'un individu à un autre ; chez les blancs, les grosses lèvres sont généralement l'apanage des personnes lymphatiques et molles de caractère ; elles donnent à la physionomie un aspect boudeur, que rend bien l'expression si connue : *faire la lippe*.

Quant aux dimensions de la fente buccale, elles sont également très variables ; leur étroitesse, qui a donné naissance à cette expression : *faire sa petite bouche*, est un des obstacles les plus gênants pour le dentiste, qu'il s'agisse de soigner les dents, ou de prendre l'empreinte de la mâchoire pour confectionner un dentier.

Joues

Les lèvres se continuent sur les côtés avec les *joues* qui forment les parois *latérales* de la bouche. Elles ont sensiblement la même structure que les lèvres, muscles recouverts de peau ou de muqueuse. Les principaux de ces muscles, dits masticateurs en raison de leur fonction, sont les *masséters* dont le rôle est de rapprocher énergiquement la mâchoire inférieure de la supérieure et de l'y appliquer solidement. Leur puissance est telle qu'il est parfois impossible de desserrer les dents, par exemple chez les personnes qui refusent de se laisser examiner la bouche, ou qui ne veulent prendre aucune nourriture. On aura une idée de la force incroyable de ces muscles, en songeant que c'est grâce à eux que les lions peuvent tordre des barreaux de fer avec leurs dents, certains acrobates briser des chaînes et d'autres porter de lourds fardeaux suspendus à leur mâchoire.

Ces muscles sont également très développés chez les gros mangeurs, dont on voit les tempes se gonfler à leur point d'insertion, pendant le repas.

Les joues renferment une assez grande quantité d'un tissu lâche, nommé tissu cellulo-adipeux qui se laisse envahir par la graisse ; c'est d'ailleurs la région où l'amaigrissement se remarque le mieux ; sous ce rapport il y a une différence considérable entre l'enfant et le vieillard. L'exagération de l'embonpoint dans cette région constitue ce qu'on nomme les *bajoues*.

Nous n'avons pas à insister sur les différences de coloration des joues suivant les races et les individus ; chez la même personne, ces changements, parfois soudains, témoignent des mouvements de l'âme, et trahissent aussi bien la pudeur que la rage, la peur ou la colère.

Voûte palatine ou Palais

C'est comme le plafond de la bouche. La voûte palatine est rigide ; elle est limitée en avant et sur les côtés par l'arcade alvéolaire et se continue en arrière avec le voile du palais. C'est une charpente osseuse, recouverte d'une muqueuse très épaisse et adhérente qui présente à sa partie antérieure des saillies courbes plus ou moins prononcées, et qu'on nomme papilles.

Plancher de la bouche

L'os de la mâchoire inférieure lui sert de cadre ; il est formé exclusivement de parties molles : muscles, vaisseaux, nerfs et glandes, le tout, recouvert au repos par la langue. La *langue* elle-même est constituée par de nombreux et puissants muscles, recouverts d'une muqueuse dont les caractères varient suivant les points ; ainsi, à la face inférieure, cette muqueuse est lisse, mince, et se continue avec celle du plancher de la bouche, tandis qu'à la face supérieure, ou *dos* de la langue, la muqueuse est épaisse et hérissée de papilles. Comme nous le verrons plus loin, les fonctions de la langue sont multiples ; aussi reçoit-elle de nombreux vaisseaux et nerfs.

Maintenant que voilà brièvement exposés les élé-

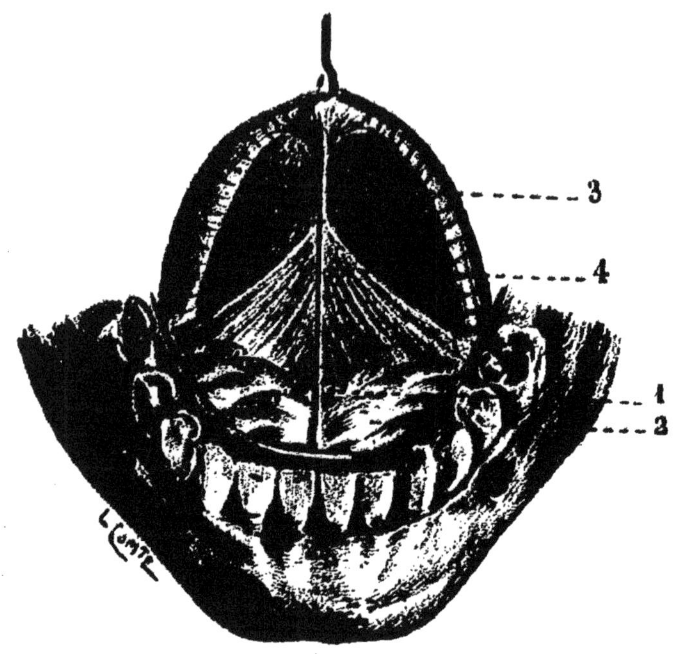

Fig. 2. — Région sublinguale.

1. Orifice des canaux excréteurs des glandes sublinguales (glande solidaire) ; — 2. Ces glandes elles-mêmes ; — 3. Face inférieure de la langue ; — 4. Frein de la langue.

ments qui constituent les parois de la bouche, nous devons dire quelques mots de la *muqueuse buccale* qui en est le revêtement intérieur. Nous avons jusqu'ici montré les murs, plafonds et planchers, voyons maintenant les tentures.

Muqueuse buccale

De même que la peau est le tégument externe qui recouvre et protège toute la surface extérieure du corps, de même la muqueuse en tapisse tout l'intérieur. Dans la bouche elle présente des caractères particulièrement intéressants ; nous ne pouvons mieux faire, pour être bref, clair et complet, que d'en emprunter la description à l'ouvrage si magistral du Dr Cruet [1].

« La muqueuse buccale revêt la *cavité* buccale proprement dite et le *vestibule* de la bouche, continue à elle-même en arrière des dents de sagesse, et se confondant au niveau des arcades alvéolaires et des dents, sous le nom de *gencives*, avec les ligaments dentaires (ou périoste). Sur le bord des lèvres, elle se continue avec la peau dont elle prend peu à peu les caractères. Enfin elle pénètre dans les glandes qui s'ouvrent à sa surface pour constituer la paroi interne de leurs canaux excréteurs. Dans le vestibule de la bouche, elle forme sur la ligne médiane deux replis, ou *freins* des lèvres, beaucoup plus prononcés à la lèvre supérieure. A la face interne des lèvres et des joues, ainsi qu'au plancher de la bouche, elle est mince, lisse et présente des bosselures qui ne sont autres que la saillie des glandes qu'elle renferme. Mais il y a deux points où elle présente des caractères très particuliers, c'est au niveau du dos de la langue et des gencives. »

---

1. Thérapeutique et hygiène des maladies de la bouche (Masson).

« Les **gencives** se présentent extérieurement sous forme d'un bourrelet blanc rosé, échancré et festonné à sa partie libre qui répond au collet des dents, et se continuant en changeant de consistance avec la muqueuse de la face interne des lèvres et des joues, du plancher de la bouche et de la voûte palatine. Chez le nouveau-né, avant l'apparition des dents, elle recouvre le bord libre des arcades alvéolaires, disposition qu'elle reprend après leur chute chez le vieillard. Mais, lorsque les dents existent, la muqueuse arrivant au bord libre des alvéoles se divise en deux lames : une profonde, qui forme le périoste ou plutôt les ligaments dentaires ; l'autre, superficielle, qui entoure le collet de la dent en forme de manchon et se continue dans les espaces interdentaires avec le reste de la muqueuse [1]. »

La structure spéciale de la gencive, dont la description ne saurait trouver place ici, et sa continuité avec le ligament dentaire, expliquent l'intime rapport entre les affections des gencives et celles des alvéoles. Les gencives sont très riches en vaisseaux, et moins en filets nerveux ; aussi saignent-elles facilement, et sont-elles ordinairement peu sensibles ; je dis *ordinairement*, car il en va tout autrement quand elles sont enflammées.

Muqueuse linguale

Blanche, rosée à la face dorsale de la langue, elle devient plus rouge sur les bords et à la face inférieure, cette coloration varie d'ailleurs beaucoup sui-

1. Dr Cruet, *loc. cit.*

vant l'état de santé, » le fait est bien connu des simulateurs qui se mettent sur la langue différents enduits tels que la brique pilée pour faire croire qu'ils sont atteints de maladie ; les matières colorantes de certains bonbons pourraient également induire en erreur un œil non prévenu. Cette muqueuse, très épaisse sur le dos de la langue, est surtout caractérisée par la présence de nombreuses *papilles* qui servent au tact et au goût ; ce sont les terminaisons des filets nerveux. L'*épithélium* (partie superficielle de la muqueuse) mue continuellement comme celui de la peau, et c'est en partie ce qui forme cet enduit blanchâtre qu'on a généralement sur la langue au réveil.

Disons, en terminant, que la muqueuse de la bouche renferme des quantités de petites glandes qui versent à sa surface du mucus dont nous verrons plus loin le rôle, et en outre les glandes salivaires, dont la sécrétion a une importance capitale. Ces dernières forment 3 groupes de chaque côté : la parotide, la sous-maxillaire et la sublinguale : nous aurons occasion d'y revenir.

Squelette de la bouche

Nous avons passé rapidement en revue les parties molles qui forment le contenu et les parois de la bouche ; il nous reste à parler de ce qui leur sert de support, de point d'attache, je veux dire les **os maxillaires** qui appartiennent à la bouche par leur bord libre qui constitue l'arcade alvéolaire.

OS MAXILLAIRES

Os des mâchoires

A la mâchoire supérieure, il y a deux os, appelés **maxillaires supérieurs,** un pour chaque côté. Solidement engrenés, ils font partie du massif osseux de la face et du crâne, et représentent le point d'appui fixe, sur lequel, comme sur une enclume, vient frapper le maxillaire inférieur (unique, celui-là) à l'instar d'un marteau mobile, dans l'acte de la mastication.

Le bord libre des maxillaires supérieurs présente la forme d'une demi-arcade de chaque côté. Il est formé de deux lames osseuses réunies par des cloisons transversales qui limitent ainsi des loges ou alvéoles contenant les dents; voilà d'où vient ce nom d'*arcades ou rebords alvéolaires*. La lame externe se laisse mieux écarter que l'interne, étant moins résistante; c'est la raison pour laquelle le dentiste, *qui connaît son affaire,* incline d'abord en dehors les dents qu'il veut arracher. Cette lame externe offre des saillies au niveau des racine. .es dents, surtout pour la canine, la fameuse *den... ... l'œil ;* il importe de savoir qu'il n'y a là rien d'anormal ni d'inquiétant.

Sauf le rebord alvéolaire, le reste des maxillaires supérieurs ne fait pas partie de la bouche, mais il importe néanmoins d'en dire quelques mots en raison

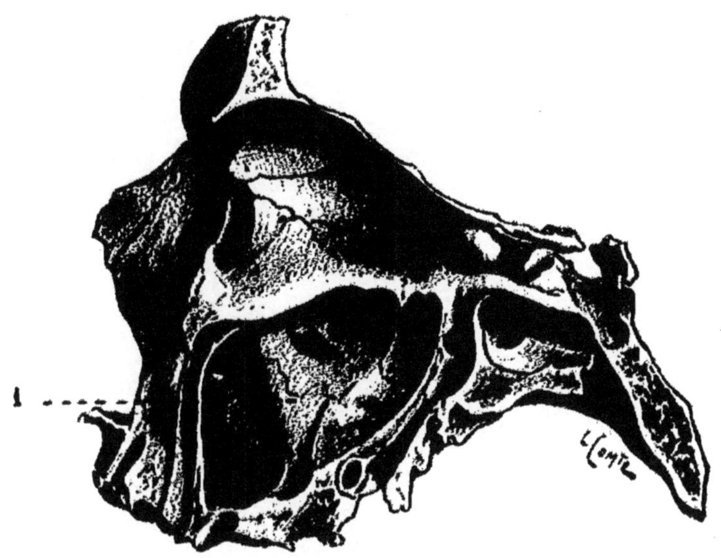

FIG. 3. — Coupe verticale antéro-postérieure
de la cavité orbitaire.

1. Sinus maxillaire.

des inflammations qui s'y développent par *voisinage*.

La paroi antérieure du maxillaire supérieur présente un trou, dit sous-orbitaire, en raison de sa situation sous l'orbite; c'est par là que sort le nerf sous-orbitaire, siège de névralgies aussi fréquentes que pénibles. Quant au *corps* même de l'os maxillaire supérieur, il est creusé d'une cavité remplie d'air, communiquant avec les fosses nasales et tapissée comme elles par la muqueuse pituitaire; cette cavité s'appelle le *sinus maxillaire*. Les racines des dents, principalement des molaires, ne sont séparées du plancher du sinus que par une très mince couche osseuse ; nous verrons plus loin les conséquences de cette disposition. — Disons maintenant quelques

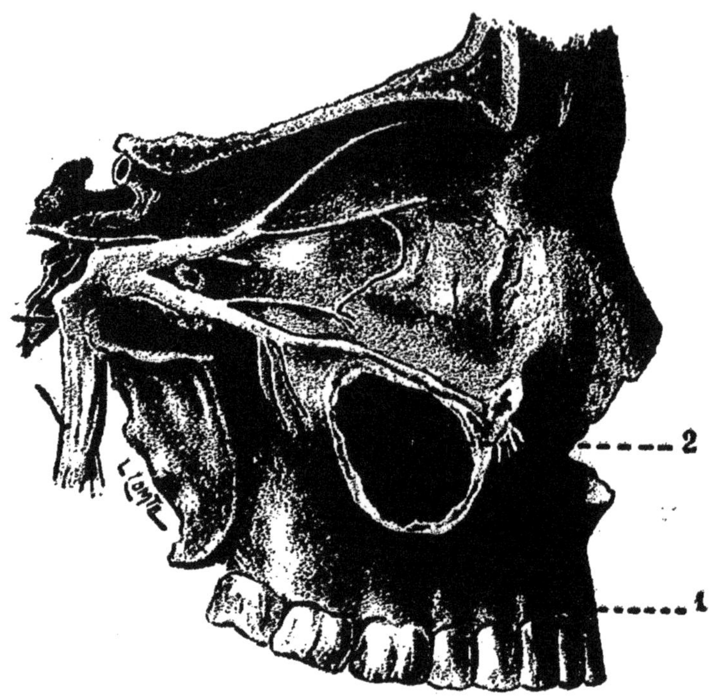

Fig. 4. — Maxillaire supérieur.

mots de l'os **maxillaire inférieur.** Cet os, unique, a la forme d'un fer à cheval aplati transversalement, dont les extrémités se relèvent de chaque côté, *presque* à angle droit, pour former ce qu'on appelle la branche montante. Rien à dire du bord alvéolaire, comparable à celui des maxillaires supérieurs. De même qu'à l'autre mâchoire, il y a ici un trou, dit mentonnier, par où sort (de chaque côté au niveau de l'interstice des deux prémolaires) le nerf men-

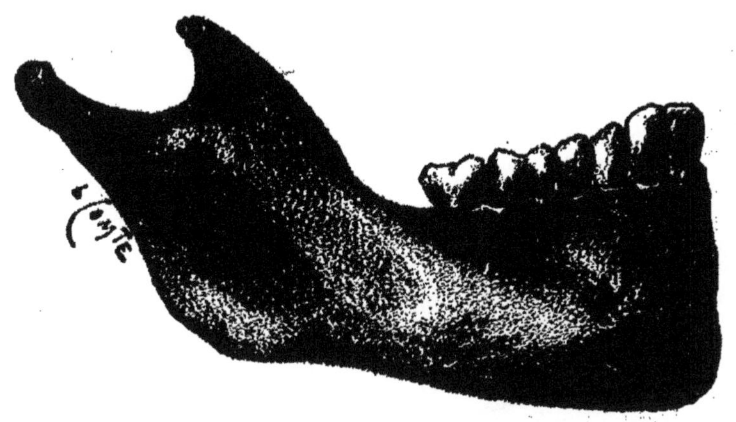

Fig. 5. — Maxillaire inférieur d'enfant.

tonnier, siège non moins fréquent de névralgies. —

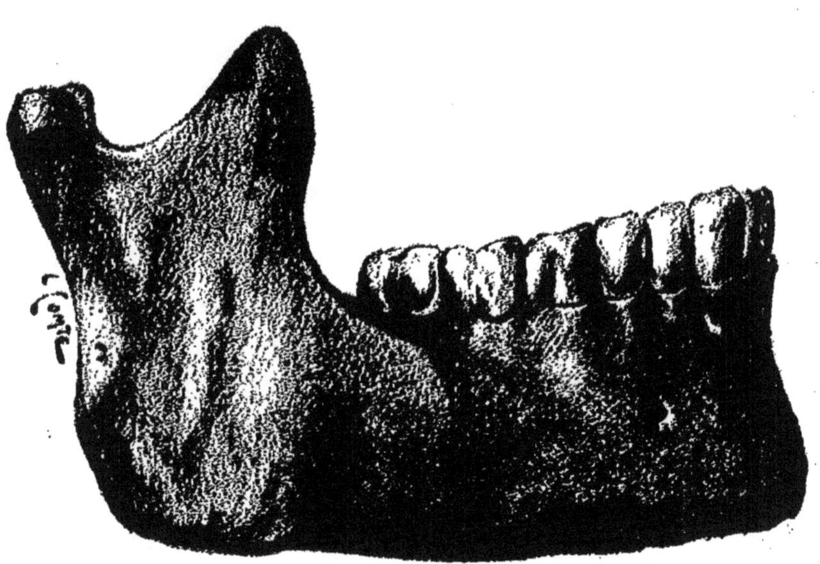

Fig. 6. — Maxillaire inférieur (adulte).

Ici pas de cavité analogue au sinus, mais en revanche
un point très spécial et important, c'est son mode

d'attache au massif crânien, en un mot tout le jeu d'organes qui lui permet ses mouvements variés, **l'articulation temporo-maxillaire,** que nous étudierons avec la mastication.

Pour compléter la description anatomique de la

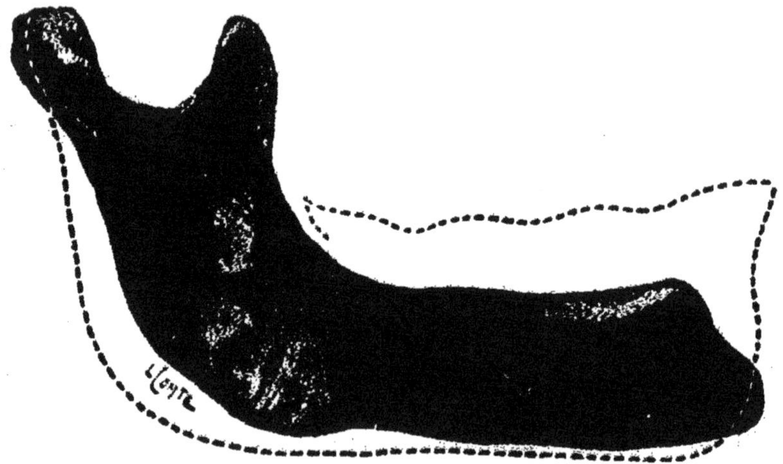

Fig. 7. — **Maxillaire inférieur de vieillard.**
La ligne ponctuée indique le contour du maxillaire d'un adulte,
que la résorption a fait disparaître.

bouche, il ne nous reste plus à parler maintenant que du principal, j'ai nommé les **dents.** Je dis : *le principal,* bien que pour beaucoup il semble que ce soit l'accessoire. Cependant, le lecteur se rangera facilement à cet avis, quand il aura compris l'importance du rôle que jouent ces petits organes, quand il verra que presque toutes les autres parties de la bouche concourent à les aider dans leur travail, à leur en apporter les éléments, les leur ramener, et compléter ce travail; il sera encore mieux de notre avis, quand il saura par lui-même et pour l'avoir éprouvé combien ce travail est rendu difficile, impar-

fait et pénible au fur et à mesure que les dites dents
deviennent malades ou bien viennent à manquer ;
enfin ce qui achèvera de le convaincre, c'est que

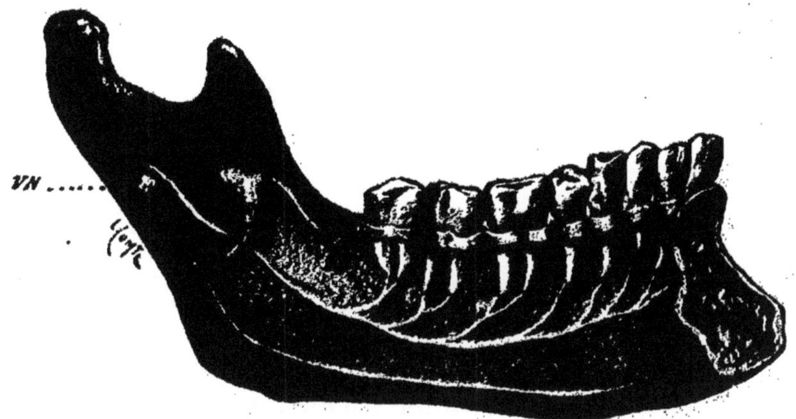

Fig. 8. — Maxillaire inférieur face interne (coupe).

VN. — Nerf dentaire inférieur et troncs vasculo-nervons se distribuant à chaque
dent pour constituer la pulpe.

l'immense majorité des affections dont la bouche est
le siège, ont les dents pour cause première, sont con-
temporaines de leur présence et sont infiniment
moins nombreuses et fréquentes avant l'apparition,
ou après la chute des dents.

LES DENTS

Les dents sont des corps durs implantés sur le bord alvéolaire des os des mâchoires, et destinés à la mastication des aliments. Elles n'offrent pas toutes le même aspect ni la même forme ; on les divise sous ce rapport en trois catégories : les *incisives* qui coupent, les *canines* qui déchirent, et les *molaires* qui broient. Les animaux carnivores, comme le chat, le lion, le tigre, ont les incisives très petites, et les canines excessivement développées ; chez les herbivores, comme le cheval et le bœuf, ce sont, au contraire, les molaires qui offrent le plus grand développement. L'homme, qui est omnivore, présente le système dentaire le plus harmonieux au point de vue de la proportion qu'affectent ces trois types de dents. Chez lui, loin de se croiser comme font les canines des félins, les dents sont toutes au même niveau sensiblement ; elles se touchent complètement dans une bouche *normale*, sur le vivant ; car sur le squelette, elles laissent entre elles un petit espace au collet, point où elles touchent la gencive qui précisément remplit ce vide. Elles sont disposées à chaque mâchoire suivant la courbe même de l'*arcade* alvéolaire ; mais le fer à cheval est plus grand à la mâchoire supérieure, de sorte que, dans l'occlusion de la bouche, les dents du haut débordent un peu celles du bas. Autre particularité : elles ne se correspondent pas dent pour dent ; je m'explique. Les incisives du milieu, dites *centrales* sont, à la mâchoire supérieure, plus larges que leurs voisines de côté, les incisives *latérales*, tandis qu'à la mâchoire inférieure, elles sont égales entre

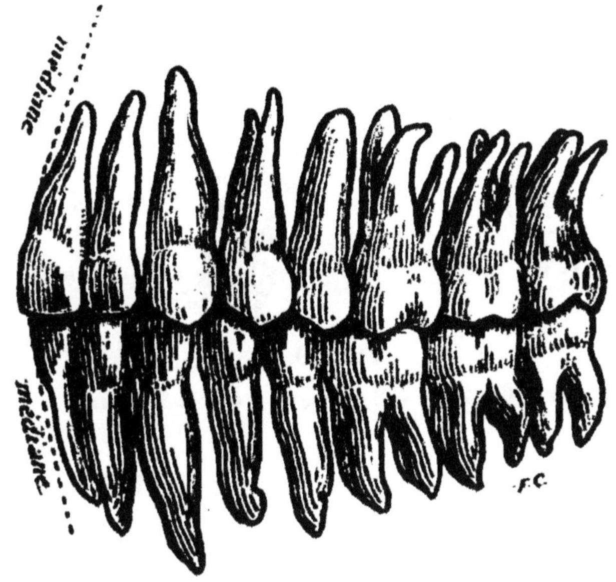

Fig. 9. — Dents.

elles. La conséquence est bien simple ; les incisives centrales supérieures recouvrent non seulement la dent inférieure correspondante, mais encore la moitié de sa voisine, et ainsi de suite en allant vers le fond de la bouche. Chaque dent du haut se trouve ainsi à cheval sur deux dents du bas ; grâce à cette disposition, la perte d'une dent ne rend pas complètement inutile la dent d'en face.

Abordons maintenant une question mal connue du public, bien que chacun en particulier croie bien la savoir : c'est celle du nombre de dents que doit posséder une bouche normale. Combien devons-nous avoir de dents? Cela dépend de l'âge. Car, si nous naissons avec deux bras et deux jambes, tout le monde sait qu'il n'en est pas de même pour les dents.

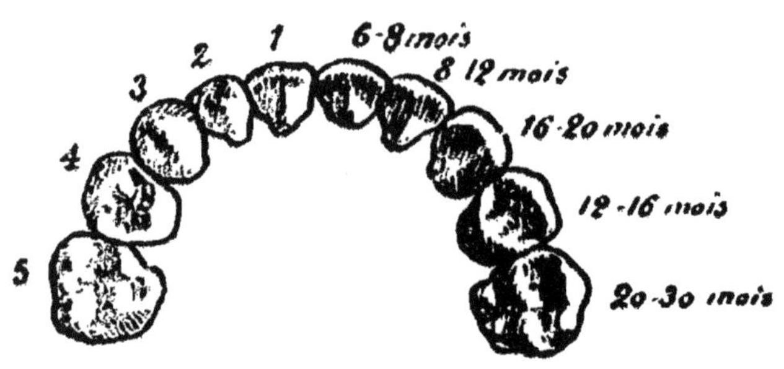

FIG. 10.

1 et 2. Incisives ; — 3 Canines ; — 4 et 5. Molaires.

Elles se montrent successivement à partir d'un certain âge, six mois généralement, jusqu'à concurrence de vingt dents, ce travail s'achève en moyenne à deux ans.

Ces vingt premières dents ne sont pas destinées à vivre autant que l'individu ; elles n'ont qu'une existence provisoire, et on les nomme, à cause de cela, *dents temporaires* ou *dents de lait*, parce qu'elles sortent pendant la période de la vie où l'enfant ne vit que de lait (certains ont voulu voir un rapport entre leur blancheur et leur dénomination).

Les dents *temporaires* commencent à tomber vers

six ans, jusqu'à douze ans environ, et sont remplacées successivement par autant de nouvelles dents
dites *définitives* ou *permanentes*, qui ne *retombent jamais pour repousser*, comme le croient certaines per-

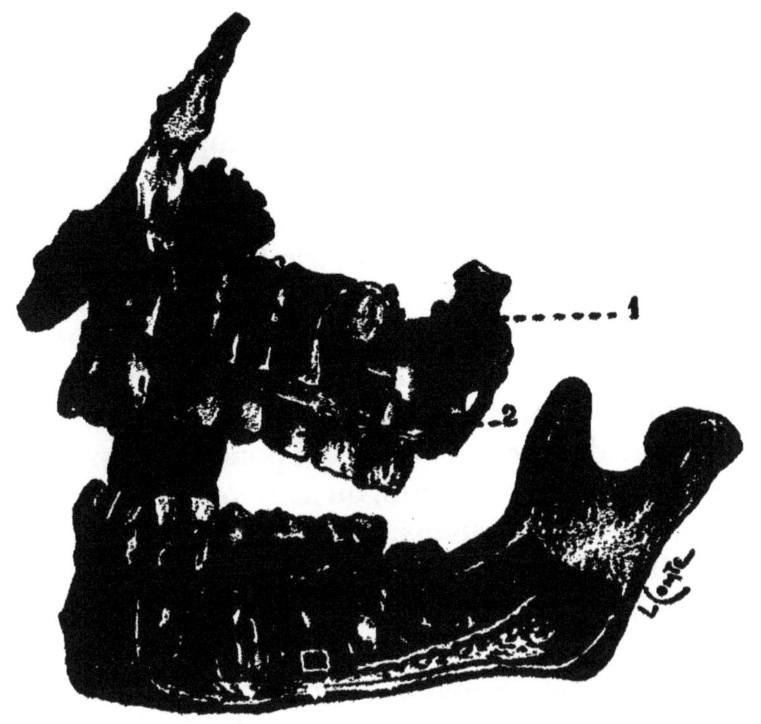

Fig. 11. — Situation des couronnes des dents permanentes
avant la résorption des racines des dents de lait.

1. Dent permanente ; — 2. Dent de lait.

sonnes, *malheureusement*, car cette erreur est des
plus préjudiciables, comme nous le verrons.

Le travail de sortie, ou d'éruption des dents, porte
le nom de *dentition*; les dents de lait sont les *dents de
première dentition* ; et les dents permanentes constituent la *seconde dentition*.

Nous avons vu qu'une bouche normale et complète d'enfant de deux à six ans doit contenir vingt dents, qui se répartissent ainsi, à chaque mâchoire : quatre incisives, deux canines et quatre molaires, moitié de chaque côté et symétriquement.

Voyons maintenant combien il doit y avoir de dents dans une bouche d'adulte, lorsqu'elle est normale et complète.

Il y a d'abord les vingt dents de remplacement qui ont succédé aux vingt dents de lait ; *mais ce n'est pas tout. Car*, dans le même temps que tombent les dents de lait et poussent leurs remplaçantes, on voit également faire leur éruption deux nouvelles dents de chaque côté et à chaque mâchoire ; cela fait huit en plus. La première en date, que l'on voit apparaître généralement vers six ans, est la première *grosse molaire* ou dent de *six ans*, l'autre, qui pousse à douze ans, est la *seconde grosse molaire*, ou *dent de douze ans*.

Donc, si nous prenons, pour les comparer, une bouche de trois ans et une de quinze ans, par exemple, nous voyons ceci : dans la bouche de quinze ans, chaque *dent de lait* a été remplacée par une dent *définitive* occupant le même rang, et portant le même nom ; les quatre incisives par quatre incisives, les deux canines par deux canines, et les quatre molaires par quatre autres, que l'on appelle alors *prémolaires* ou *petites molaires*, pour les distinguer des *grosses molaires*, dont nous venons de parler. Pour compléter cette explication, ajoutons que *prémolaire* signifie : qui est *avant* les molaires. Nous ne pouvons pas dire plus clairement que les deux grosses molaires dites : dent de six ans et dent de douze ans, se placent derrière les petites molaires, ou *prémolaires*.

La nature s'en tient-elle là, et le travail de dentition est-il achevé ainsi? Eh bien! *non; ce n'est pas tout encore.* Vers l'âge de vingt ans, apparaissent quatre nouvelles dents, une de chaque côté, et à chaque mâchoire, ce sont les troisièmes grosses molaires. En raison de l'âge où elles poussent, on les nomme *dents de sagesse!* amère ironie, si l'on songe que c'est précisément l'âge où l'on commence à faire des folies. On leur donne encore le nom de troisième dentition. *Cette fois, c'est tout:* nous sommes arrivés au terme de nos misères et en possession de toutes nos dents, qui sont ainsi au nombre de *trente-deux.*

Si j'ai tant insisté sur cette question, au risque de ressembler à M. de La Palisse, c'est qu'il règne làdessus dans le public une grande confusion. Les uns vous disent qu'ils ont *toutes* leurs dents, parce qu'ils en ont vingt-huit sans places vides, montrant ainsi qu'ils ignorent les dents de sagesse. D'autres confondent certaines dents de lait avec des dents définitives, et inversement: de sorte qu'ils laissent se perdre des dents, croyant qu'elles repousseront, ou bien viennent vous raconter très sérieusement que leurs dents ont poussé *trois* fois. Eh bien! non, la question est simple en réalité, quoique complexe en apparence: il y a vingt dents de lait, et trente-deux dents définitives, donc il y a douze dents qui ne poussent qu'*une seule* fois. Si nous prenons les périodes de *statu quo* et de complet développement des deux dentitions (temporaire et permanente), il n'y a pas d'erreur possible: chez l'enfant de trois ans, tout est dents de lait, chez l'homme de trente ans, tout est dents permanentes. Mais il y a une période, entre six et douze ans, où la bouche renferme à la fois des dents de lait, et des dents définitives ; à ce moment les erreurs sont faciles, et malheureusement d'une fréquence déplorable, commises non seulement par vous, ami lecteur, qui n'êtes pas au courant, mais même souvent par des médecins et qui plus est : des *dentistes*. Quelque étrange que cela puisse paraître, le fait n'est pas rare, et nous en fournirons plus loin l'explication. On comprend sans peine que ces erreurs ne sont pas indifférentes, puisqu'elles exposent à perdre des dents *irrémédiablement*, si l'on sacrifie une dent qui ne repousse pas, croyant qu'elle repoussera.

Le remède? C'est bien simple; que chacun apprenne à reconnaître les dents; c'est moins difficile qu'on ne pense.

Voici, par exemple, un enfant de huit ans qui souffre d'une molaire ; vous, sa maman, commencez par regarder et ne savez si c'est une dent de lait ou une dent permanente. Eh bien! rappelez-vous qu'il y a vingt dents de lait seulement, dix pour chaque mâchoire, et cinq seulement par conséquent de chaque côté d'une même mâchoire. Donc, en comptant à partir du milieu, c'est-à-dire à partir de l'espace qui sépare l'une de l'autre les deux incisives centrales (espace qui correspond au milieu du visage), nous voyons que l'incisive centrale porte le numéro 1; l'incisive latérale, le numéro 2; la canine, le numéro 3 ; la première molaire, le numéro 4; et la seconde molaire, le numéro 5.

Si donc la dent cariée se trouve le numéro 6, ce n'est pas une dent de lait, mais bien une dent définitive, permanente, qui ne repousse pas ; il faut donc se hâter de la soigner; car c'est la plus utile, celle qui sert le plus à la mastication, qui fait l'*intérim* pendant que tombent les molaires de lait, et en attendant qu'elles soient remplacées.

Il va de soi que ce que nous venons de dire pour la la dent portant le numéro 6 s'appliquerait encore mieux au numéro 7, ce sont les deux premières grosses molaires que nous avons signalées sous le nom de dent de six ans et dent de douze ans.

Voilà donc un cas, où il est très facile d'éviter l'erreur.

Si, au contraire, la dent malade est de celles qui portent les cinq premiers numéros, il est plus difficile aux parents de se rendre compte si c'est une dent de lait ou une dent définitive; néanmoins ce n'est pas impossible. Il y a d'abord les commémoratifs; l'enfant ou ceux qui l'entourent peuvent avoir observé si la dent en question a déjà été remplacée. L'âge est un indice, mais pas absolu, car il y a de grandes différences individuelles, des enfants précoces et d'autres tardifs : toutefois, en général, les incisives centrales se remplacent vers les sept ans; les latérales, à huit; la canine, de neuf à dix; et les prémolaires succèdent aux molaires de lait entre dix ans et demi et douze. Enfin, l'aspect des *dents de lait* n'est pas le même que celui des dents permanentes. *Elles* sont plus petites, plus courtes, plus blanches, plus transparentes, plus usées et à bords mousses, plutôt arrondies que plates. Les molaires de lait ressemblent plutôt aux grosses molaires définitives qu'aux petites molaires définitives. De leur côté, les incisives permanentes poussent avec des bords crénelés.

Structure des dents. — Nous venons de voir comment viennent et se placent les dents, examinons maintenant de quoi elles se composent et comment elles sont faites. Si nous comparons une dent en place dans la bouche avec la même arrachée nous nous rendons compte immédiatement que nous n'en voyons qu'une portion dans la bouche, c'est la couronne; l'autre portion, la racine est contenue et cachée dans une logette osseuse ou alvéole, recouverte par la gencive ; le collet est la ligne qui sépare la couronne de la racine et répond au bord de la gencive. Pour l'œil, l'aspect de la couronne diffère de celui de la racine; c'est que la première est recouverte d'émail, la seconde de cément. L'émail est le plus dur des tissus de l'organisme; il est lisse et poli, et serait partout continu avec lui-même si le travail de formation des dents s'accomplissait sans entrave ; malheureusement il n'en est pas toujours ainsi ; il se produit des temps d'arrêt, des irrégularités d'où résultent des fissures; ce sont les *défauts de la cuirasse*, futures portes d'entrée de la carie, car l'émail est le bouclier protecteur de la dent. Lorsqu'il est enlevé, on rencontre immédiatement l'*ivoire* ou *dentine* qui constitue le *corps même* de la dent et lui donne sa *forme* et sa *couleur*. L'ivoire se compose de tubes parcourus par des fibrilles molles extrêmement sensibles ; au niveau des racines, l'ivoire est recouvert, non d'émail, mais de cément, substance très analogue à l'os. En effet, à ce niveau où la dent est à l'abri des dangers qui la menacent dans la bouche, elle n'a plus besoin de la même protection et, d'autre part, l'émail ne se serait pas prêté par sa structure aux moyens d'attache qui donnent à la dent sa fixité, tandis que le cément, analogue au tissu osseux de l'os maxillaire, est parfaitement apte à remplir ce rôle, comme nous le verrons tout à l'heure. Lorsque nous

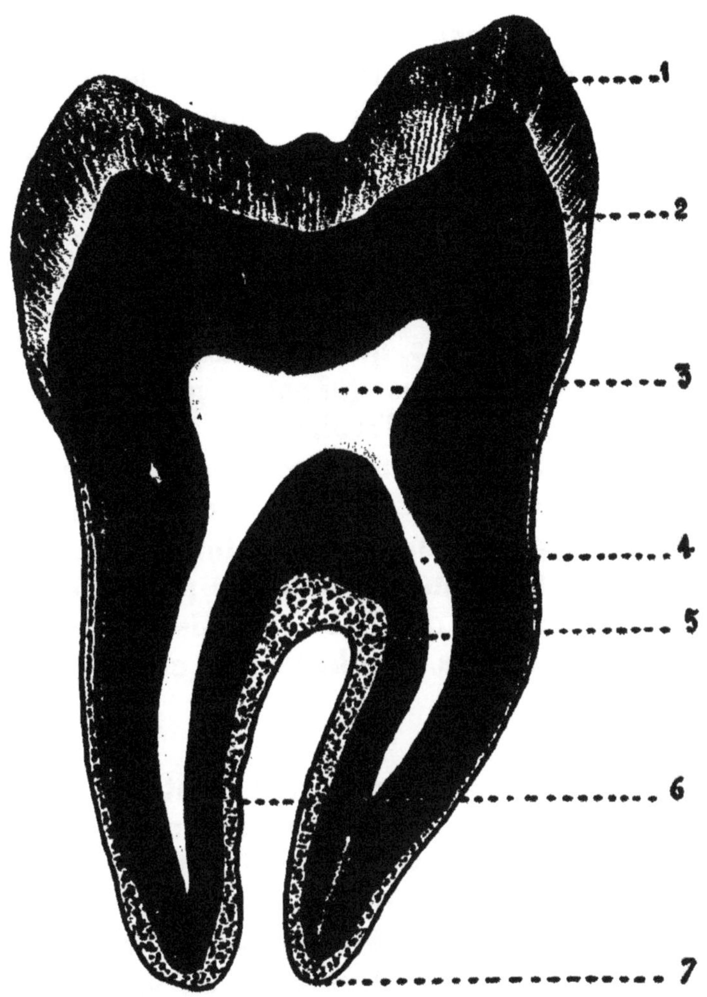

Fig. 12. — Coupe d'une molaire.

1. Email ; — 2. Ivoire ou dentine ; — 3. Pulpe dans la chambre pulpaire ; — 4. Pulpe dans le canal radiculaire ; — 5. Cément ; — 6. Périoste ; — 7. Apex ou sommet de la racine encore appelé foramen.

avons coupé une dent, et enlevé successivement l'émail et l'ivoire, nous nous trouvons en présence d'une substance molle, rouge et saignante, c'est la *pulpe* dentaire contenue au centre de la dent dans une cavité dite : *chambre pulpaire*, qui de la couronne se continue dans la racine sous forme de canal, lequel se termine au sommet de la racine par un petit trou ou *foramen*; c'est par là que pénètrent dans la dent les vaisseaux et nerfs qui constituent la pulpe; les éléments mêmes de la pulpe expliquent sans peine qu'en la piquant on produise de la douleur et de l'hémorragie; ce sont les expansions de la *pulpe* qui forment ces fibrilles qui remplissent les tubes de l'ivoire. C'est la pulpe qui est l'organe formateur de la dent, et qui sécrète l'ivoire; elle lui donne sa vitalité et sa sensibilité; nous verrons le rôle énorme qu'elle joue dans l'histoire des caries. Molle et volumineuse chez l'enfant, elle se ratatine et durcit chez le vieillard au point de s'ossifier parfois complètement. Maintenant que nous connaissons la *structure* de la dent, voyons rapidement sa composition chimique.

Composition chimique des dents. — La masse de la dent consiste en une trame organique imprégnée de sels calcaires; il suffit d'avoir vu faire du ciment armé pour comprendre l'analogie. La preuve et la démonstration de cette composition sont faciles à faire : si on prend une dent et qu'on la plonge dans de l'acide chlorhydrique dilué, on la voit devenir molle, parce que tous ses sels se sont combinés avec l'acide; après cette *décalcification*, il ne reste plus que la trame organique, molle, jaune et qui, desséchée, ressemble à de la corne. Quant aux sels, ils se composent surtout de phosphate de chaux et de magnésie, et aussi de carbonate de chaux, de chlorure et de fluorure de calcium. Nous verrons plus loin, à propos de la carie, l'importance de ces notions. Les dents sont plus ou moins denses suivant qu'elles contiennent plus ou moins de ces sels; leur teinte plus ou moins jaune serait en raison de cette densité, en raison, par conséquent, de la calcification, et due à une matière colorante du sang qui serait en combinaison intime avec la chaux.

C'est un fait connu que les dents sont d'autant moins bonnes qu'elles sont plus blanches ; les dents de lait sont plus blanches et plus friables, plus crayeuses que les dents définitives; et les personnes qui se plaignent d'avoir les dents jaunes, ne connaissent pas leur bonheur. Quand nous parlons de dents jaunes, il s'agit bien entendu de dents propres, et non de dents recouvertes d'un enduit jaunâtre que la négligence a laissé s'y déposer. Cette coloration *naturelle* de la dent varie avec chaque individu, et ne peut pas plus se modifier que la couleur de ses yeux, quelque soin qu'on apporte à leur nettoyage.

C'est la dentine qui offre cette coloration et on l'aperçoit par transparence à travers l'émail. Chez le même individu, cette coloration peut varier avec l'âge, ou par suite d'altérations dans la nutrition et la vitalité de la dent; c'est ainsi que vous entendrez à chaque instant les vieillards vous dire : « Quand j'étais jeune, j'avais les dents plus blanches. » C'est qu'en réalité, leur teneur en sels calcaires a augmenté avec l'âge.

Il est une variété de coloration qui n'est pas rare; c'est la dent *bleue*, dont parle Gustave Droz dans *Monsieur, Madame et Bébé*. Mais cela est dû à la destruction de la pulpe ; ce sont des dents mortes ; nous aurons occasion d'y revenir à propos de la carie.

Nous avons vu ce que c'est qu'une dent, comment elle est faite, et de quoi elle se compose ; nous en connaissons le nombre et la succession, également la place dans les os maxillaires ; mais comment y sont-elles fixées ? Il importe d'établir ce point, très obscur et confus dans l'esprit du public.

Mode d'attache et d'implantation des dents. — Il ne faudrait pas croire comme beaucoup de gens que les dents sont implantées dans la gencive, dans la *chair*, comme ils disent.

Non, les dents sont implantées dans l'os lui-même qui se moule, au niveau de leurs racines, de façon à leur constituer une loge qu'on nomme alvéole ; il y a autant de loges que de dents, et pour chaque dent autant de loges secondaires qu'il y a de racines distinctes. C'est l'ensemble de tous ces alvéoles qui constitue le rebord ou *arcade alvéolaire*. Ce rebord, qui augmente d'autant la hauteur des os maxillaires, n'existe que pour les dents, et n'a pas d'autre raison d'être ; avant l'éruption des dents, de même qu'après leur disparition, il n'existe pas encore, ou disparaît par résorption. C'est pourquoi l'on dit communément que d'arracher des dents *creuse* les joues ; en réalité, au niveau des dents disparues, l'os se retire, la gencive suit et la joue ou la lèvre, perdant son soutien, se retire et rentre plus ou moins. Les vieillards édentés présentent à cet égard un aspect caractéristique avec une très grande diminution de la hauteur normale du nez au menton.

Voilà donc un premier point établi ; la dent est renfermée dans son alvéole, comme une plante avec sa motte dans un pot à fleurs, aussi exactement moulées l'une et l'autre sur leur contenu. Mais cela ne suffit pas à les maintenir en place; leurs moyens d'attache et de fixité consistent dans la présence du *ligament alvéolo-dentaire*, improprement nommé périoste. C'est une membrane fibro-élastique, qui tapisse l'alvéole d'une part, et le cément de la racine, d'autre part. Il se confond avec la gencive au collet des dents et fournit une gaine aux vaisseaux et nerfs qui entrent dans la dent au sommet de la racine; lui-même, ce ligament, ontient des vaisseaux et des nerfs qui lui viennent à la fois de la pulpe, de l'alvéole et de la gencive ; voilà pourquoi les lésions qui affectent ces régions se compliquent si fréquemment l'une par l'autre.

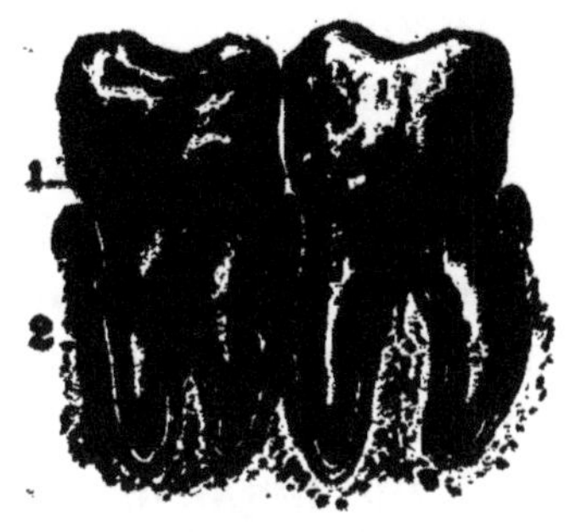

Fig. 12 *bis*.

1. Gencive se continuant en 2, sous le nom de périoste ou ligament alvéolo-dentaire.

On peut représenter assez aisément les rapports de ces différentes parties de la façon suivante : prenez une fiole qui puisse entrer assez juste dans un verre cylindrique, c'est la dent dans son alvéole; la portion du flacon comprise dans le verre sera la racine, l'autre portion qui émerge figurant la couronne. Si l'on interpose entre le verre et le flacon un linge non plié, on aura le périoste ou ligament alvéolo-dentaire dont une face est en rapport avec l'intérieur du verre (alvéole), l'autre face touchant le flacon (racine de la dent). La partie de ce linge qui déborde hors du verre prendra le nom de gencive. Sans être d'une exactitude absolument mathématique, cette comparaison nous permettra de nous rendre compte des choses avec une grande facilité. A l'état normal, ce ligament n'est pas visible à l'œil nu, sur une dent arrachée ; mais qu'il vienne à s'enflammer, alors il s'épaissit et peut former des végétations que l'on verra parfaitement ; nous reviendrons d'ailleurs sur cette question, lorsque nous traiterons de la périostite.

Nous voilà maintenant arrivés au terme de cette étude un peu aride, la partie anatomique de notre sujet. Mais elle était absolument indispensable à l'intelligence de ce qui va suivre. Je comparerais volontiers mon lecteur à un touriste qui veut accomplir un voyage en automobile. Sans être aussi mécanicien que le constructeur de la voiture, il lui importe néanmoins d'en connaître les éléments, et de savoir d'abord comment ils sont disposés. Il lui faudra ensuite s'informer à quoi sert chaque pièce, et comment le tout fonctionne normalement ; ce sera la seconde partie de notre étude, la partie *physiologique*, le *fonctionnement normal*.

Ce n'est que muni de tous ces renseignements que nous pourrons, comme le touriste, comprendre comment se produisent les *pannes*, comment et pourquoi, et enfin les moyens d'y remédier ; c'est évidemment la partie la plus vaste, mais aussi la plus intéressante de cet ouvrage.

Etudions donc maintenant le plus brièvement que nous pourrons, pour rester clair, la *physiologie de la bouche*.

PHYSIOLOGIE DE LA BOUCHE

Constatons, d'abord, le rôle important de la bouche dans l'aspect de la physionomie et dans son expression.

Quoi de plus joli qu'une bouche moyenne, avec des lèvres rouges, bien arquées, découvrant dans un sourire des dents blanches, régulières, bien plantées et serties dans des gencives fermes et roses ; aucun poète ou romancier d'ailleurs n'omet d'en faire la description quand il trace un portrait de ses personnages !

Quoi de plus disgracieux, au contraire, que des lèvres droites, en lame de couteau, ou au contraire très avançantes, aux rebords épais, gercées, laissant voir, quand elles s'entr'ouvrent, des dents sales, mal rangées, une gencive congestionnée, violacée et fongueuse !

L'opposition de ces deux tableaux nous dispense d'insister davantage et nous force à remarquer, en passant, que l'aspect et l'état de la bouche sont un miroir assez fidèle de l'état de santé, comme il est facile de le constater chez les anémiques et les chlorotiques où les lèvres et les gencives sont d'une pâleur caractéristique.

Pour comprendre les multiples fonctions de la bouche, nous ne pouvons mieux faire que citer textuellement ce passage du Dr Cruet : « Par la forme et les connexions de sa cavité, la bouche joue un rôle important dans la production des sons; par sa muqueuse, elle est un organe accompli du tact et du goût. Mais par son ensemble, par sa constitution générale et surtout par son système dentaire, dont elle est le soutien et le moteur, elle apparaît en définitive comme un appareil destiné à la réception, à la préhension et à la trituration des aliments, elle doit accomplir le premier des actes digestifs : la mastication[1]. » Voyons rapidement ce qui concerne son rôle dans la phonation, le tact et le goût; puis nous nous étendrons plus longuement sur la mastication qui constitue un point des plus importants dans l'étude qui fait l'objet de cet ouvrage.

Phonation. — Comme il est impossible de dire plus et mieux en moins de mots, nous empruntons encore à M. Cruet ce qui suit :

« La bouche est une cavité de résonnance indispensable à l'articulation des sons auxquels elle donne leur forme et leur signification. » En ce qui concerne les voyelles, les lèvres jouent le principal rôle; pour les consonnes, la langue est prépondérante. Le lecteur, qui voudrait entrer dans le détail du mécanisme de leur production, ne saurait mieux faire que de lire l'admirable et amusante leçon que Molière fait donner à M. Jourdain par son professeur dans *le Bourgeois gentilhomme*. Ne pouvant nous attarder dans les sen-

---

1. Hygiène et thérapeutique des maladies de la bouche (Dr Cruet).

tiers à côté, nous nous bornons à remarquer que chacune des parties de la bouche joue son rôle particulier dans cette fonction, et toutes sont indispensables. « Les lèvres et les dents sont nécessaires pour la prononciation de certaines lettres. L'intégrité de la voûte palatine et du voile du palais n'est pas moins utile pour la direction et la résonnance de la colonne d'air qui vient les frapper avant d'arriver au dehors. Enfin on sait quel rôle joue la langue par la variété infinie de ses mouvements dans l'articulation des lettres et des mots. La muqueuse buccale elle-même doit être intacte, c'est-à-dire souple et humide pour le jeu normal de toutes les parties qu'elle recouvre[1]. »

Tact et goût. — Le sens du tact est développé dans toutes les parties de la bouche ; les dents elles-mêmes possèdent, à un certain degré, un sens spécial du tact qui indique le degré de résistance et de dureté des aliments et l'effort exact exigé pour leur mastication ; un cheveu très fin, qu'on ne sentirait pas entre deux doigts, se sent parfaitement entre deux dents.

Quant au sens du goût, il est, au contraire, plus particulièrement limité à certaines régions. Il siège surtout à la base de la langue, sur les piliers du voile du palais et un peu sur la voûte ; il n'existe à la voûte palatine qu'en un point assez reculé, car toute la partie antérieure, rigide, est surtout destinée à servir de point d'appui à la langue pour écraser et diviser les aliments. Aussi, est-il parfaitement erroné de croire qu'un dentier avec un faux palais, même grand, puisse empêcher de goûter. D'un autre côté,

---

1. *Loc. cit.*

les sensations du goût sont plus restreintes qu'on ne le croit communément, et beaucoup de celles que nous rapportons au goût devraient être rapportées à l'odorat. Je n'en veux pour preuve que cette phrase typique : « Je ne peux rien goûter, car je suis enrhumé du cerveau. » Le coryza, en supprimant momentanément l'odorat, nous enlève la faculté d'apprécier nombre de mets qui se recommandent ordinairement à notre attention, bien plus par leur parfum que par leur saveur. Les sensations qui sont bien réellement d'ordre gustatif sont le doux et l'amer, et encore certains physiologistes ont voulu voir dans le sens du goût un mode spécial de toucher. Mais ces discussions ne sont pas de notre domaine ; passons de suite à l'étude de la fonction par excelllence de la bouche.

La mastication. — « Si l'on jette un coup d'œil sur le squelette osseux de la bouche, on verra que tout y est disposé pour la force et la résistance et de manière aussi à ce que les pressions » et les chocs « ne déterminent aucun ébranlement dans les parties voisines. Légers et résistants à la fois, réunis entre eux sur la ligne médiane, les os maxillaires supérieurs, en rapport avec différents os de la face et du crâne, dispersent dans toutes les directions les pressions qu'ils reçoivent par l'intermédiaire des dents. Le mode d'implantation de ces organes favorise cette dispersion : les incisives correspondent au vide des fosses nasales, les prémolaires et molaires au vide du sinus »; « il est donc à peu près impossible que l'œil ou le cerveau reçoivent le moindre ébranlement dans la mastication ». « Les ligaments dentaires, souples et élastiques, amortissent encore les chocs. »

« Les dents elles-mêmes, par la dureté de leur tissu et leur résistance à l'usure, sont admirablement appropriées à leur fonction. Cette fonction même devient une condition de leur conservation et les contraint à une activité fonctionnelle constante, car tout organe qui ne sert pas tend à disparaître. La mastication à elle seule les maintient en place dans le sens vertical ; dans le sens latéral, les lèvres, la langue et les joues douées d'élasticité et de mouvements qui se font équilibre, contribuent aussi à les maintenir dans leur position. » « La mastication, fonction des dents, est donc nécessaire à leur fixité, mais aussi à leur intégrité et à leur conservation, comme à celles de toutes les parties de la bouche. La trituration des aliments, leur malaxation par les mouvements de la langue et des joues, nettoient et conservent plus efficacement ces organes que tous les médicaments et maintiennent la fermeté et le bon état des gencives. » Les gens qui ont une nourriture dure et grossière, exigeant de sérieux efforts de mastication, ont la bouche en meilleur état que ceux qui vivent d'aliments tendres et de purée ; dans cet ordre d'idées, les chiens errants qui n'ont que des os à ronger, ont également de meilleures dents que les chiens de salon, bourrés de friandises et de viandes molles. Lorsque les fonctions de mastication sont suspendues, comme au cours d'une fièvre typhoïde par exemple, « les dents deviennent moins solides, douloureuses, et s'altèrent, les gencives se ramollissent et s'enflamment. Si, par suite d'une cause locale (dent cariée douloureuse), une moitié de la bouche ne remplit pas ses fonctions, on voit s'y produire tous les accidents sus-mentionnés, l'autre restant saine. »

« Ces considérations, dit le Dr Cruet, suffisent pour

montrer de quelle importance sont les dents dans l'acte digestif, quelle place prépondérante elles occupent dans la cavité buccale. On ne sera donc pas étonné de voir que leurs maladies et leurs complications jouent un rôle capital dans les affections de la bouche », et qu'il est de la plus haute importance pour nous de les conserver toutes, et aussi intactes que possible.

Comment s'opère la mastication? Tout le monde sait que dans cet acte la mâchoire inférieure vient frapper la mâchoire supérieure comme un marteau sur l'enclume ; la mâchoire supérieure étant fixe, c'est l'inférieure qui se déplace, à la façon d'une charnière, dit-on assez communément ; mais voici, en réalité, de quelle façon :

La branche montante, c'est-à-dire la portion verticale du maxillaire inférieur, se termine par une tête, une sorte de boule qu'on nomme *condyle*, et qui est reçue dans une cavité, dite *glénoïde*, creusée dans l'os temporal ; c'est ainsi que la mâchoire inférieure s'articule avec le massif des os du crâne ; on a dit assez justement que le condyle se meut dans sa cavité articulaire comme un pilon dans un mortier. Mais ce n'est pas tout, car dans les mouvements un peu étendus, le condyle pourrait sortir de sa cavité, s'il n'y était maintenu par une capsule articulaire et un certain nombre de ligaments. Malgré cela il arrive parfois, dans le bâillement exagéré par exemple, que le condyle se déplace, et que la mâchoire se luxe ; c'est d'ailleurs ce qui a donné lieu à l'expression bien connue : « bâiller à se décrocher la mâchoire ». Ce qu'il y a de fâcheux dans ces cas-là, c'est la facilité avec laquelle se reproduit la luxation, et cela peut apporter un obstacle sérieux quand il s'agit de soigner les dents en faisant garder longtemps la bouche ouverte au patient.

Les mouvements de la mâchoire se font dans trois

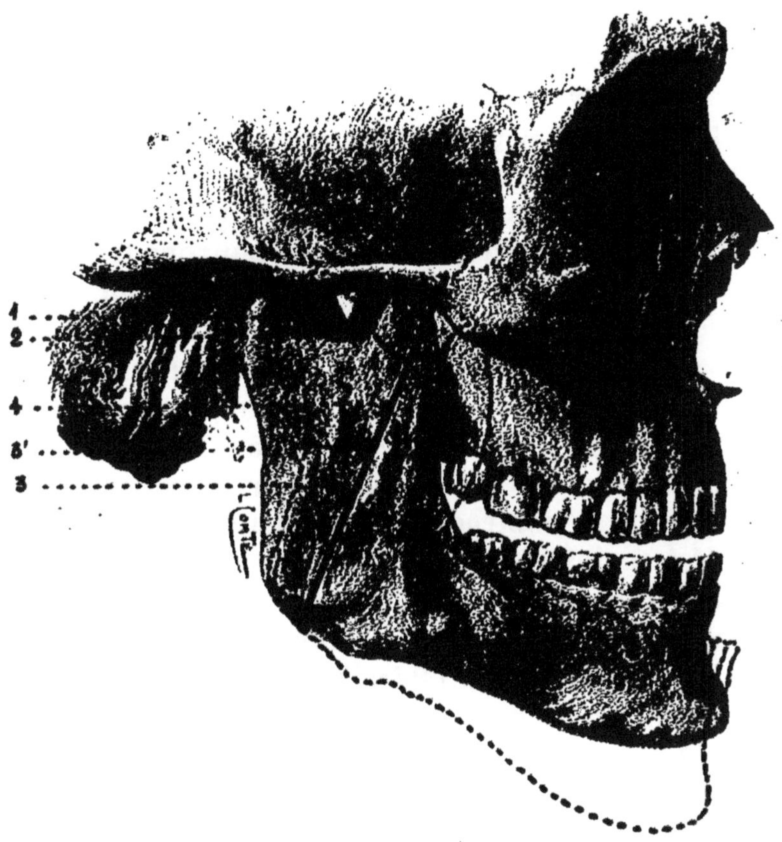

Fig. 13. — Luxation de la mâchoire.

1. Condyle du maxillaire inférieur ; — 2. Apophyse coronoïde ; — 3. Centre du mouvement de la mâchoire à l'état normal ; — 3'. Point représentant l'axe du mouvement de la mâchoire luxée (décrochée vulgairement), la ligne pointillée indique la position anormale de la mâchoire luxée ; — 4 représente l'axe du mouvement de la mâchoire non luxée (mais le point 3' devrait être au milieu de cette ligne et non à côté).

sens : de haut en bas, d'avant en arrière et de gauche à droite ou inversement. C'est dire que, malgré ses moyens de fixité, le condyle jouit d'une certaine liberté

relative. Nous ne pouvons entrer ici dans le détail de
la mécanique articulaire ; disons seulement pour ceux
que cela peut intéresser, que dans les mouvements de
latéralité (ou diduction) l'un des condyles, alternativement le droit et le gauche, se porte en avant, tandis
que l'autre reste immobile pour servir de pivot vertical ; le menton se porte naturellement du côté opposé
au condyle qui se déplace. Quels sont les moteurs ? Des
muscles élévateurs et abaisseurs, propulseurs, ré-
tracteurs et diducteurs ; nous ne pouvons les étudier
par le menu, cela nous entraînerait trop loin. Disons
seulement, en passant, que les plus puissants sont les
masséters, muscles élévateurs, très développés et saillants chez les gros mangeurs et les animaux carnivores, encore plus chez certains acrobates qui exécutent des tours de force avec leur mâchoire. Même
sans qu'ils se contractent, la tonicité de ces muscles
suffit à maintenir la bouche naturellement fermée, à
l'état de repos, et il faut un sérieux effort de volonté
pour maintenir longtemps la bouche grande ouverte.

Les mouvements de latéralité sont plus étendus chez
les herbivores et surtout chez les ruminants. L'homme,
étant omnivore, participe à la fois des carnivores et
des herbivores pour la variété des mouvements,
comme pour la variété et le développement de ses
dents. Le résultat de tous ces mouvements est la rencontre des dents des deux mâchoires les unes avec les
autres ; les incisives font alors office de ciseaux, les
canines déchirent et les molaires broient. Puis, les
mouvements des lèvres, de la langue et des joues ramènent les aliments sous les arcades dentaires ; leur
paralysie rend donc la mastication difficile ; il en est
de même si leur sensibilité est compromise. Il faut, par

exemple, que la langue sente bien les parcelles d'aliments, afin de leur donner la direction nécessaire, et aille les chercher dans toutes les parties de la bouche.

En résumé, la *mastication* consiste dans la division des aliments solides qui sont ainsi rendus plus attaquables par les liquides digestifs durant leur trajet de la bouche à l'intestin (Duval). La mastication n'a pas besoin d'être aussi complète pour la viande et les matières azotées que pour les aliments végétaux : aussi les carnivores ont-ils surtout des dents pointues, destinées à déchirer; les herbivores, au contraire, des molaires très développées : en effet la plupart des aliments végétaux sont renfermés dans des enveloppes réfractaires à l'action des sucs digestifs; la mastication sert alors à déchirer les enveloppes des graines; que le lecteur se rappelle à cet égard la fable du *Singe et de la Noix*.

Comme nous l'avons vu, les instruments de la mastication sont les dents qui, grâce à leur sensibilité tactile, sentent le degré de dureté des aliments; alors le système nerveux central peut proportionner l'énergie des actions musculaires aux résistances à vaincre (Duval et Gley).

Voilà donc nos aliments broyés et divisés; mais ce n'est pas à cela que se borne l'élaboration que la bouche doit leur faire subir; ce n'est qu'une partie de sa tâche. Il reste à les humecter, les imprégner de salive, à en faire une pâte, un aggloméré, une bouillie à laquelle on donne le nom de *bol alimentaire*, lequel sera porté vers le pharynx (gosier), saisi dans ce conduit et poussé par l'œsophage jusque dans l'estomac. Le travail que la bouche accomplit là se divise donc

en trois temps : 1° la mastication ; 2° l'insalivation ;
3° la déglutition.

L'*insalivation* consiste dans la pénétration des aliments non seulement par la salive, mais aussi par la sécrétion des innombrables petites glandes à mucus répandues à la surface de toute la muqueuse buccale.

Les glandes salivaires (parotides, sous-maxillaires

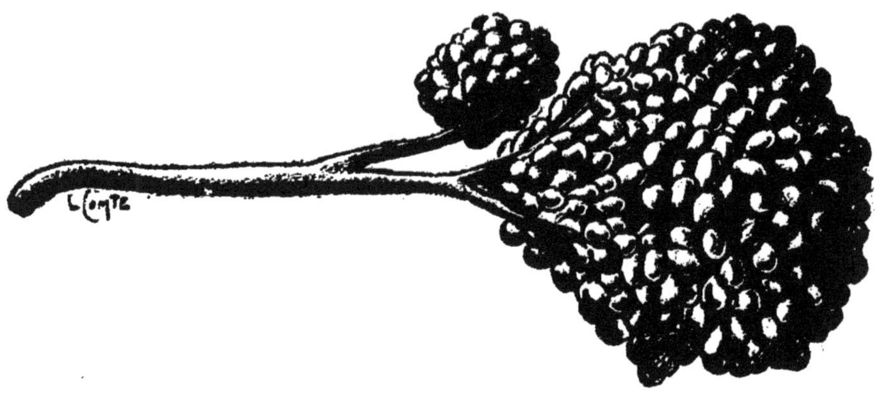

Fio. 14. — Glande sous-maxillaire avec son conduit excréteur
(grandeur naturelle).

et sublinguales) sécrètent constamment, mais avec une abondance variable et qui augmente pendant les repas. Le liquide que sécrète la glande parotide est clair et non visqueux ; il est lié surtout au broiement, à la mastication, et à ce titre ne se rencontre pas chez les oiseaux. La salive de la glande sous-maxillaire est visqueuse et se rapporte plutôt à la gustation ; enfin, celle de la sublinguale est tout à fait agglutinante, et, comme telle, joue le principal rôle dans la formation du bol alimentaire et la déglutition. Quelles sont les causes qui déterminent la sécrétion de la salive ?

Normalement, les glandes salivaires sécrètent sous

l'influence d'excitations sensitives diverses (Duval) : celles-ci vont agir sur les centres des nerfs sécréteurs et en provoquent le fonctionnement. Notons en première ligne l'excitation des nerfs du goût par les substances possédant une saveur, qui se traduit par la sécrétion de la sous-maxillaire ; puis l'excitation de con-

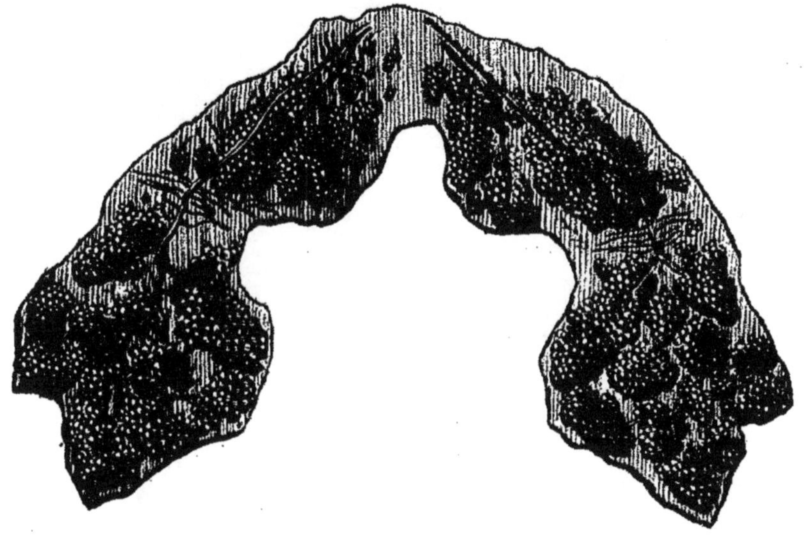

Fig. 15. — Glandes sous-maxillaires et sublinguales vues par leur face interne (inférieure).

tact des terminaisons sensitives de la muqueuse et des dents par des substances qui irritent mécaniquement ; c'est ainsi que Démosthène, le grand orateur athénien, ayant besoin de beaucoup de salive pour prononcer ses discours, s'exerçait à parler avec des cailloux dans la bouche ; l'action de chiquer ou de sucer des substances inertes, telles que des morceaux de racine d'iris, ou des amylogènes, relève du même besoin de salive, qui, déglutie en plus grande abondance, facilite la digestion ; les mouvements

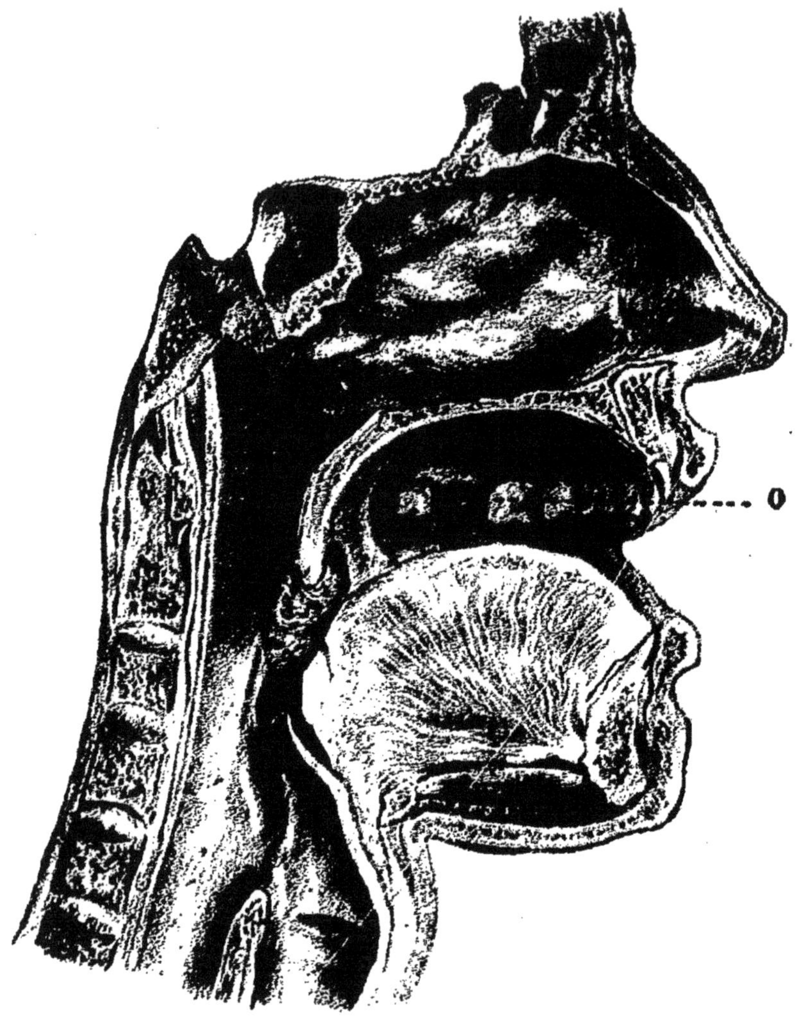

Fig. 16. — Coupe de la cavité buccale,
grosse molaire enlevée pour montrer l'orifice du conduit
de Stenon.

O. Orifice du canal de Stenon, conduit excréteur de la glande parotide.

mêmes des mâchoires agissent sur la sécrétion de la
parotide. Viennent ensuite les impressions de l'odo-

rat (le fumet des aliments) ou de la vue (aliments appétissants, bien présentés) ; il suffit même parfois de se les imaginer, ou d'y reporter la pensée par le sou-

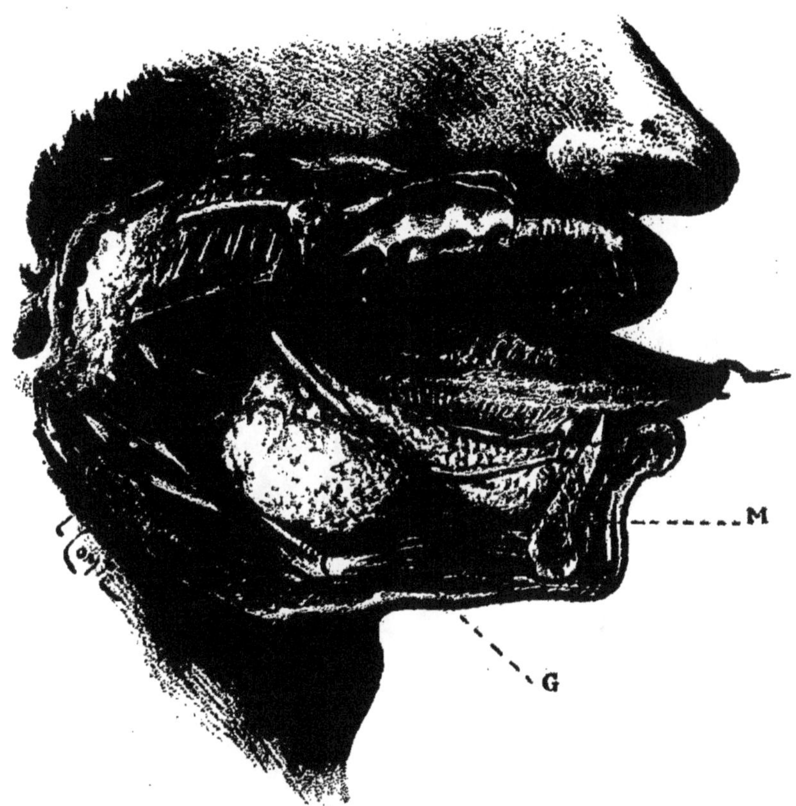

Fig. 17. — Cavité buccale et glande sous-maxillaire.

G. Glande sous-maxillaire ; — M. Coupe de l'os maxillaire enlevé pour laisser voir la glande cachée derrière lui.

venir, pour que, comme on dit vulgairement, *l'eau vous en vienne à la bouche.* D'ailleurs, l'intervention du cerveau peut aussi bien suspendre la sécrétion salivaire que l'exagérer ; chacun sait combien les émotions vives sèchent la bouche et rendent la parole impossible. Il y a encore d'autres points de départ d'excitation de la sécrétion salivaire ; par exemple l'estomac ; personne n'ignore que la sensation de nausée (avoir mal au cœur) s'annonce par ce fait qu'on a la *bouche pleine d'eau*. Enfin, il y a des substances qui agissent directement sur les terminaisons des nerfs sécréteurs : telles sont la nicotine, la pilocarpine, le mercure.

Quant au liquide sécrété, la salive, tout le monde le connaît : normalement alcalin, il devient facilement acide sous l'influence des fermentations qu'amène la décomposition des parcelles alimentaires qui peuvent séjourner entre les dents.

Le principe actif de la salive est un ferment soluble, la ptyaline, qui transforme l'amidon en sucre ; dans la bouche, cette

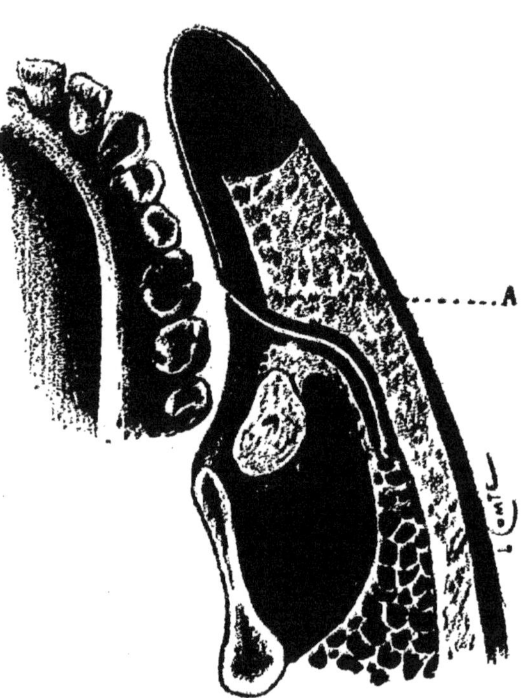

Fig. 18. — Coupe horizontale des portions buccale et massétérine de la joue gauche (canal de Stenon).

transformation demande environ une minute ; on mange donc trop vite. L'action de la ptyaline se continue, il est vrai, dans l'estomac, mais moins bien. La salive n'a pas seulement un rôle chimique ; elle intervient dans la gustation, puisque seules se goûtent les substances qui peuvent s'y dissoudre. Mais le rôle le plus important de la salive est surtout mécanique ; elle facilite la mastication et la déglutition des aliments en les imbibant, en aidant à la formation du bol alimentaire et à son glissement vers l'œsophage.

Nous terminons par *la déglutition* l'étude du rôle que la bouche remplit au point de vue de l'alimentation.

Quand l'aliment a été ainsi rendu mobile comme un liquide, il est soumis à l'action d'un appareil qui le fait progresser par pression depuis le fond de la bouche jusqu'à l'estomac. Cet appareil se compose d'abord de la cavité buccale ; on arrive ensuite par l'isthme du gosier, dans le pharynx, au niveau duquel le tube digestif communique avec les voies aériennes : en haut et en arrière avec les fosses nasales, en bas et en avant avec le larynx. Ce point de rencontre est quelque chose d'analogue à un croisement de rues, ou de rails sur une voie ferrée. Quel est donc l'aiguilleur qui ferme ces deux orifices de communication, et empêchant les aliments de refluer dans les voies aériennes, les force à suivre leur chemin ? En d'autres termes, quel est le *mécanisme de la déglutition ?* On distingue trois temps dans la déglutition ; le premier ou temps buccal, le second dit : pharyngien et le troisième œsophagien.

PREMIER TEMPS : *temps buccal.* — Quand le bol alimentaire est formé, il se rassemble en une masse unique sur les bords de la langue ; la pointe de celle-ci s'applique contre la voûte du palais, et le bol glisse vers l'isthme du gosier. Ces mouvements sont volon-

taires ou du moins peuvent être arrêtés par la volonté ;
si la langue est paralysée, le premier temps de la dé-

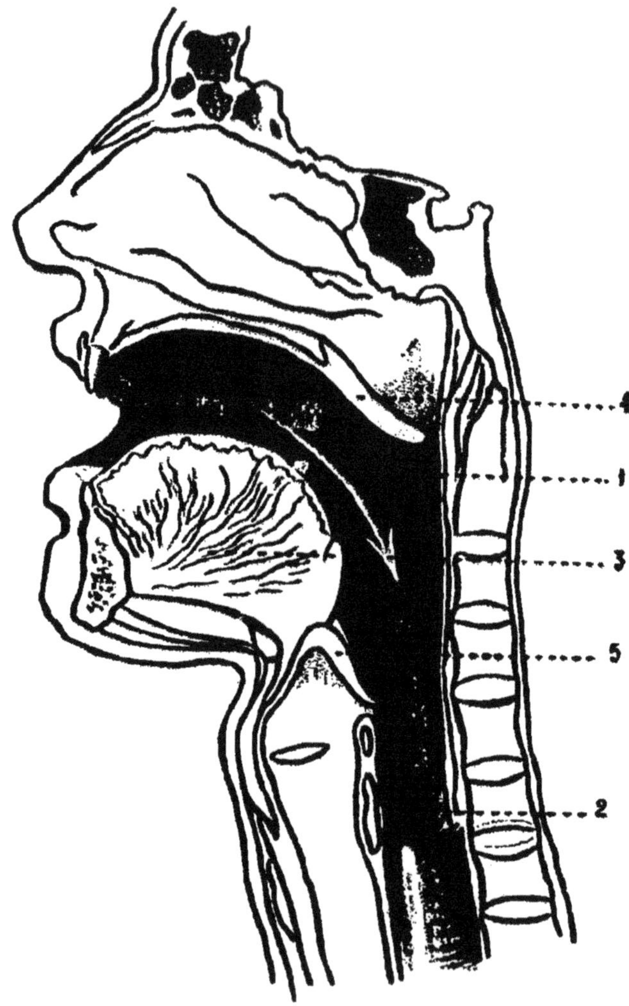

Fig. 19. — Coupe de la face montrant la cavité buccale
et le mécanisme de la déglutition.

1. Canal pharyngo-œsophagien ; — 2. Œsophage ; — 3. Langue ; — 4. Voile du
palais relevé ; — 5. Épiglotte fermant le larynx.

glutition ne peut s'accomplir et le bol doit être poussé

avec le doigt jusqu'à l'isthme du gosier ; ce n'est qu'à

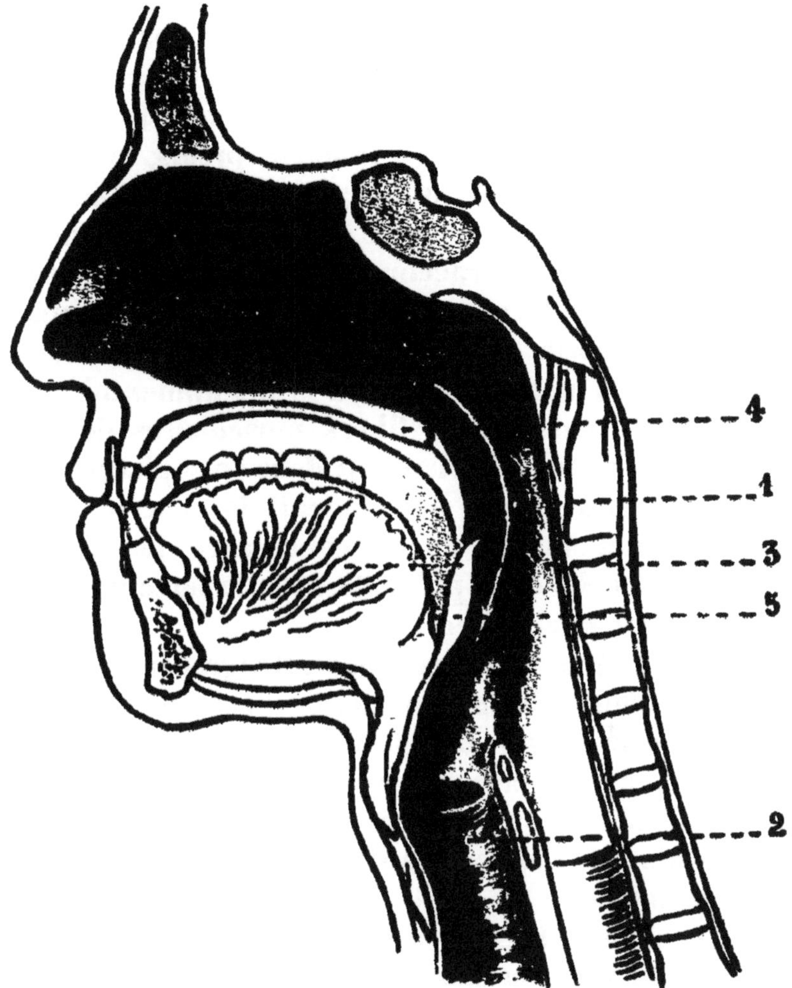

FIG. 20. — Coupe de la face montrant la cavité nasale et le système de la respiration (1/2 schématisé).

1. Trajet ; — 2. Larynx ; — 3. Langue ; — 4. Voile abaissé ; — 5. Epiglotte découvrant le larynx.

partir de là que la déglutition vraie commence : celle-ci est un réflexe que rien ne peut arrêter.

Deuxième temps : *temps pharyngien*. — Le bol alimentaire a été poussé par la langue contre le voile du palais qui se tend par ses muscles ; les aliments ainsi pressés ne peuvent s'échapper que par l'angle que forment la langue et la voûte palatine, vers le canal pharyngo-œsophagien. A ce moment précis, le pharynx s'élève au-devant du bol ; son extrémité inférieure, mobile, se rapproche de l'extrémité supérieure immobile, ce qui le raccourcit de 10 centimètres sur 14 qu'il a ; le larynx se soulève en même temps et se trouve porté en avant, ce qui élargit le canal pharyngien à l'instant même où le bol alimentaire y est précipité ; aussitôt les fibres musculaires de ce canal se contractent, le chassent dans l'œsophage.

Mais, pendant que le bol franchit le pharynx, les deux communications de ce canal avec les voies aériennes et celle qu'il présente avec la bouche sont oblitérées. De quelle façon ?

A. Le bol alimentaire ne peut rétrograder dans la bouche, à cause de la contraction des muscles des piliers antérieurs qui se rapprochent l'un de l'autre, à la façon de certains rideaux de théâtre (théâtre Sarah-Bernhardt), par l'effet même de leur contraction et en raison de l'application de la base de la langue contre le palais.

B. L'occlusion des fosses nasales se fait en même temps par le voile du palais qui se relève comme une trappe de grenier ; la preuve en est dans sa paralysie qui entraîne le reflux, par le nez, des aliments et des boissons pendant la déglutition. Il faut noter ici que cette occlusion des fosses nasales étant complète, la respiration est supprimée pendant qu'on avale.

C. Enfin, la fermeture de la communication avec

le larynx se fait par l'épiglotte. C'est une valvule inerte, qui, libre, laisse découvert l'orifice respiratoire, mais se plie sous le poids du bol alimentaire au moment de son passage ; d'ailleurs, a moment de l'ascension du pharynx, le larynx, prenant part à ce mouvement, vient buter contre la base de la langue, ce qui contribue encore à assurer le renversement de l'épiglotte sur l'orifice respiratoire ; on peut le comparer au couvercle articulé d'une bouillotte. Mais, en admettant même que des particules alimentaires parviennent à s'introduire dans le larynx, elles n'arrivent que bien rarement dans la trachée ; car, dès qu'elles touchent la muqueuse du vestibule du larynx, celle-ci réagit et provoque la toux qui chasse le voyageur égaré. Enfin, comme pour mettre un dernier obstacle à la pénétration dans la trachée, la fente glottique se ferme à chaque déglutition.

Troisième temps : *temps œsophagien.* — Au moment où le bol alimentaire pénètre à la partie supérieure de l'œsophage, les trois orifices : *buccal, naso-pharyngien* et *laryngé*, se rouvrent. Quand on saura que l'œsophage est un canal musculaire avec des fibres longitudinales, et d'autres circulaires (en anneau), on comprendra sans peine ce qui se passe. Les fibres circulaires, en se contractant, font descendre le bol en le poussant ; en même temps la contraction des fibres longitudinales amène vers lui les parties du canal où il doit s'engager ; c'est comme une coulisse sur une tringle, ou un doigt de gant quand on le met pour la première fois. Nous avons vu comment se font tous ces mouvements ; mais qu'est-ce qui les commande ? C'est une série de réflexes qui commencent dès qu'un bol alimentaire ou *simplement de la salive* vient irriter

la base de la langue et les piliers antérieurs du voile
du palais ; cette excitation locale est nécessaire ; le

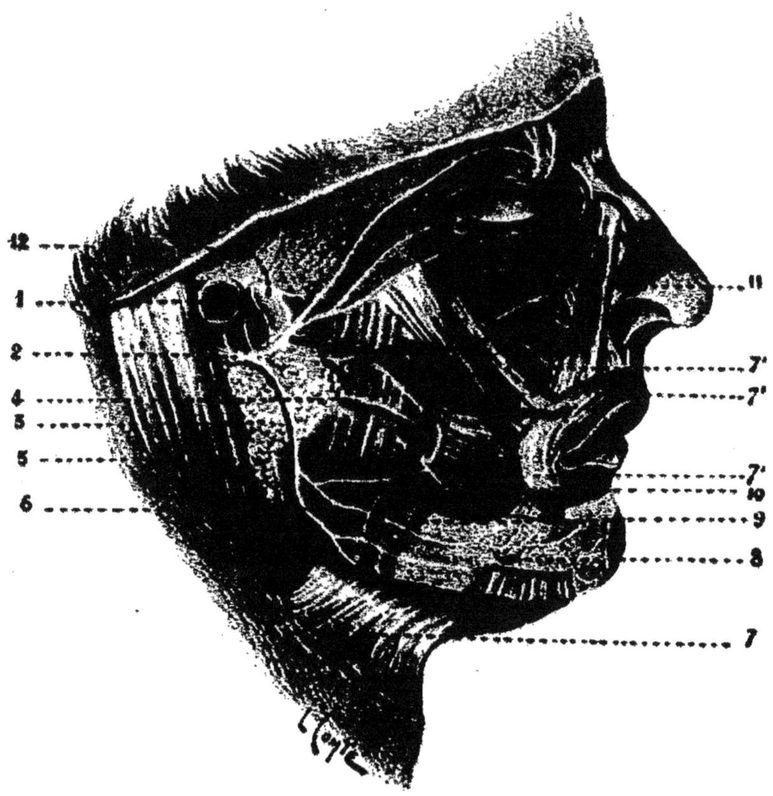

FIG. 21. — Région de la joue.

1. Conduit auditif ; — 2. Nerf facial et ses rameaux ; — 3. Glande parotide ; —
4. Son conduit excréteur (canal de Sténon) ; — 5. Muscle sterno-mastoïdien
(fait tourner la tête sur le cou) ; — 6. Muscle masséter ; — 7 et 7'. Muscles de
la face (concourent à l'expression de la physionomie) ; — 8. Trou et nerf mentonnier ; — 9 et 10. Artère et veine faciales ; — 11. Nerf sous-orbitaire ; —
12. Condyle de la mâchoire inférieure par où s'articule cet os avec l'os temporal.

mouvement de déglutition se produit sûrement quand
on touche la partie antérieure du voile du palais ;
l'anesthésie cocaïnique le supprime. Qui ne connaît

la sensation de nausée, les haut-le-cœur, que provoque la prise d'une empreinte pour dentier lorsque

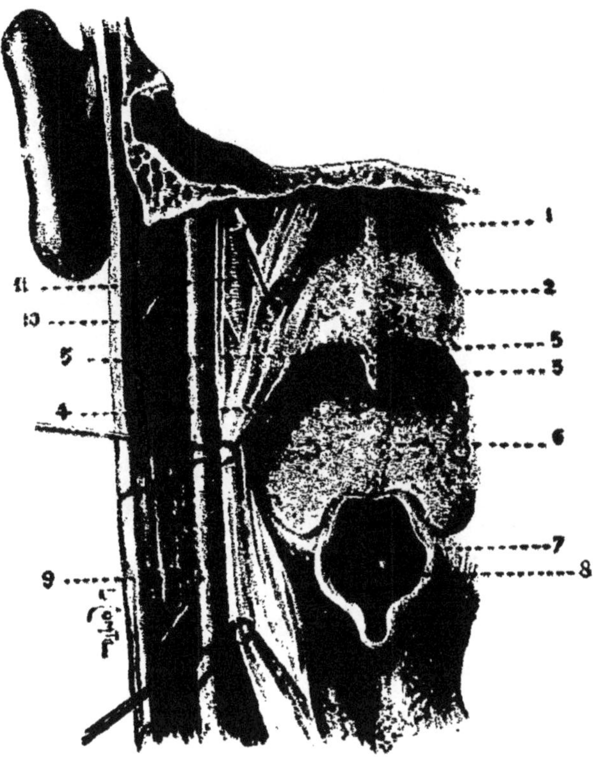

Fig. 22. — Coupe du pharynx.

1. Orifice postérieur des fosses nasales; — 2. Voile du palais; — 3. Luette; — 4. Amygdale; — 5. Cavité buccale; — 6. Base de la langue; — 7. Epiglotte; — 8. Ouverture supérieure du larynx; — 9. Veine jugulaire ramenant le sang de la tête au tronc; — 10. Artère carotide extérieure; — 11. Carotide interne.

le porte-empreinte va trop loin dans le fond de la bouche. Quant à ce fait que nous avalons constamment la salive, nombre de personnes ne s'en doutent que par la gêne qu'elles éprouvent, lorsqu'elles ne le peuvent faire, par exemple, quand elles sont obligées de rester longtemps la bouche ouverte chez le dentiste ; au bout de peu d'instants, la salive

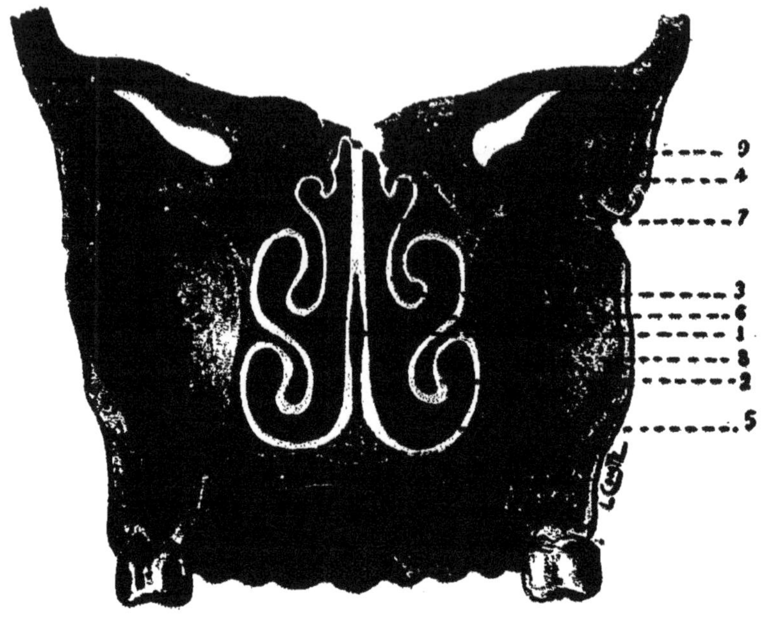

Fig. 23.

1. Cloison des fosses nasales ; — 2. Cornet inférieur ; — 3. Cornet moyen ; — 4. Cornet supérieur ; — 5. Méat inférieur ; — 6. Méat moyen ; — 7. Méat supérieur ; — 8. Sinus maxillaire ; — 9. Cavité orbitaire.

s'accumule, et elles ne peuvent résister au besoin d'avaler ; mais alors elles mouillent les cavités que le dentiste avait pris soin de sécher, et c'est pour obvier à ces inconvénients qu'on a inventé la digue et la pompe à salive.

PATHOLOGIE DE LA BOUCHE

ÉTUDE DES MALADIES DE LA BOUCHE

Maintenant que nous avons appris à bien connaître la bouche et ses fonctions, il nous faut étudier les modifications que les diverses maladies y apportent, les troubles qui en résultent, ainsi que les moyens propres à les prévenir ou les combattre.

Autrefois, les causes de la plupart des maladies de la bouche étaient peu ou mal connues; mais les travaux de Pasteur ont singulièrement éclairé ces questions. On sait aujourd'hui le rôle capital que jouent les microbes dans la production des affections variées dont la bouche est le siège. Elle est en effet, même à l'état normal, le réceptacle habituel d'un grand nombre de micro-organismes qui y pénètrent, soit par l'air et les poussières atmosphériques, soit par l'intermédiaire des aliments et des boissons qui leur servent de véhicule. Parmi ces micro-organismes, il y en a qui sont inoffensifs, et paraissent même jouer un certain rôle dans la digestion des farineux; un certain nombre, habituellement inoffensifs, peuvent acquérir un degré de violence qui les rend dangereux. D'autres enfin sont constamment virulents; aux premiers on donne le nom de microbes non-pathogènes, et aux autres l'épithète de microbes pathogènes, c'est-à-dire « qui engendrent la maladie. » Parmi ces derniers, les uns ont la bouche pour habitacle exclusif ; d'autres, au contraire, n'y sont que de passage (tels que le pneumocoque), silencieux pendant quelque temps, mais ne guettant que l'occasion favorable pour envahir les points de l'organisme où ils sont à même d'exercer leurs ravages. « Les méfaits de ces nouveaux colonisateurs étant connus, dit le Dr Lombard, il importe d'entraver leurs menées ténébreuses et d'en préserver principalement les dents qui jouent, dans notre existence, un rôle dont l'importance ne peut être niée par personne. » Nous verrons ce qu'il faut faire en étudiant l'hygiène de la bouche. Les plus dangereux de ces microbes, que nous ne pouvons citer tous ici, sont le *pneumocoque*, agent de la pneumonie, le streptocoque pyogène, auquel on doit, entre autres bienfaits, l'érysipèle, le staphylocoque qu'on trouve dans les suppurations provenant des dents et quantité d'autres.

On voit, d'après cet aperçu, de quelle importance est l'hygiène de la bouche, non seulement au point de vue local, mais encore au point de vue de la santé générale, nous aurons d'ailleurs à revenir sur cette question. Pour le moment, occupons-nous exclusivement des troubles et des modifications que les microbes de la bouche apportent dans cette cavité. Ce qui leur sert de véhicule, c'est le mélange des salives et du mucus qui forme comme une sorte d'enduit baignant à la fois les parois et le contenu de la cavité buccale, c'est-à-dire les dents et la langue. Si la sécrétion salivaire diminue la nuit, en revanche il semble que ce soit l'inverse pour le mucus ; c'est ce qui fait qu'on a généralement la bouche pâteuse et acide au réveil, avec l'haleine plus ou moins impure.

On a attribué à la salive une action microbicide, ce qui expliquerait l'innocuité relative des plaies de la bouche ; c'est également de là que vient la croyance à l'action bienfaisante du chien qui lèche une plaie. Mais la salive agit surtout mécaniquement en balayant les surfaces des plaies, et en entraînant ainsi les microbes et leurs sécrétions, et cela d'autant mieux qu'elle est sécrétée en plus grande abondance, ce qui a lieu précisément dans les cas de plaies de la bouche, source d'irritation et point de départ d'excitation pour les filets nerveux qui président à la sécrétion des glandes salivaires. Mais aussi, plus la salive se raréfie, plus elle devient épaisse et mucilagineuse, stagnante, plus les microbes s'en donnent à cœur joie ; ils sont donc plus à redouter la nuit que le jour, et plus aussi à l'état de maladie qu'à l'état de santé, surtout dans les maladies infectieuses et fébriles, telles que la pneumonie et la typhoïde, par exemple, où les malades ont la bouche sèche et la langue pâteuse. Comment dont agissent les microbes ? Ils provoquent des réactions, le plus souvent acides, au contact des débris d'aliments ; c'est, par exemple, de l'acide lactique qui attaque et détruit d'abord l'émail, puis l'ivoire des dents, en tant que matière minérale, c'est-à-dire qu'il les décalcifie. C'est la même action que nous avons indiquée en parlant de la composition chimique des dents et en rappelant l'expérience qui consiste à les décalcifier par l'acide chlorhydrique. A côté de ces microbes, il y en a d'autres qui s'attaquent à la trame organique des dents, la gangrènent et l'amènent à cet état de pourriture qui empeste l'haleine. Il va de soi que plus une dent est pauvre en calcaire, et présente de larges canalicules de l'ivoire, plus les microbes y accèdent facilement. C'est là, en somme, toute l'histoire de la *carie dentaire*, la plus répandue de toutes les affections dentaires.

Mais tous ces micro-organismes ne s'attaquent pas seulement directement aux dents; ils modifient aussi les sécrétions buccales, et la salive en particulier. Ils agissent comme des ferments, en provoquant le dédoublement des sels terreux qui sont en dissolution dans le liquide des glandes salivaires. Ces sels se précipitent alors et forment un dépôt qu'on appelle le tartre. Le tartre se dépose d'abord au collet des dents, puis s'insinue entre la dent et la gencive, s'enfonçant ensuite comme un coin ou un levier de paveur, dévie, ébranle, déchausse, et finalement fait tomber la dent. C'est pour elle l'ennemi du dehors, non moins à redouter que la carie, l'ennemi du dedans, celui qui y provoque la guerre civile; c'est même d'autant plus à redouter pour la conservation de la dent, que tous ces phénomènes se succèdent le plus souvent sans grandes douleurs; le patient n'y prend garde, et n'est averti que beaucoup trop tard, alors que le mal est sans remède; cette affection a reçu quantité de noms, parmi lesquels nous citerons les plus connus : ostéo-périostite alvéolo-dentaire (Magitot), gingivite expulsive (Marchal de Calvi); pyorrhée alvéolaire, périodontite expulsive, etc.

Ces deux grandes classes de maladies : la carie, et la périodontite expulsive, qui aboutissent par des processus différents à un même résultat : la perte des dents, relèvent donc d'une seule et même cause : la présence des microbes. Elles constituent à elles

seules, par leur fréquence, plus des neuf dixièmes des
affections dentaires et buccales. Le lecteur comprendra sans peine que nous donnions quelques dévelop-
pements à ces deux questions qui dominent toute la
pathologie buccale, l'éclairent et l'expliquent en
même temps. Commençons par l'étude de la **carie
dentaire.**

En définitive, d'après ce que nous venons de voir,
la carie dentaire n'est autre chose que « la désorga-
nisation progressive des tissus de la dent par l'action
microbienne ». « Ce n'est pas le fait d'un microbe
unique et spécial, mais, dit Bouchard, le résultat
d'agents infectieux multiples. Les fermentations inces-
santes qui s'opèrent dans la bouche, aux dépens des
produits alimentaires, donnent naissance à des acides
variés (acides lactique, butyrique, acétique, oxa-
lique, tartrique, etc., etc.), qui décalcifient les couches
superficielles de la dent et mettent à nu la dentine.
Les canalicules de la dentine se trouvent alors ouverts
à des agents microbiens spéciaux qui s'y insinuent
et achèvent la dislocation de la gangue calcaire. »
D'après cela, il est facile de se rendre compte
que la carie est toujours d'origine externe et procède de la partie externe et superficielle de la dent
vers la partie intérieure et profonde : il n'y a pas de
carie *interne*. Ce qui a donné lieu à cette légende, ce
sont ces caries cachées qui prennent naissance en un
point soustrait aux regards, tel qu'un interstice dentaire ; l'endroit où l'émail est entamé, la porte d'entrée, ne peut se voir, la carie se forme, étend ses
ravages, creuse la dent, l'évide en détruisant l'ivoire
et ne laisse qu'une mince coque d'émail qui masque
les dégâts et s'effondre un beau jour en mangeant. Le

patient négligent qui souffrait depuis quelque temps sans trouver de trou croit alors que la carie a gagné de dedans en dehors. Il faut être bien prévenu de l'existence de ces caries cachées; et c'est souvent le client lui-même qui, par son insistance, force à des recherches plus minutieuses le dentiste qui avait examiné trop superficiellement pour trouver le mal. Dire : carie interne, est non seulement une erreur, mais un encouragement et une excuse à ne pas trouver la source du mal; le client dit volontiers : « Ce n'est pas étonnant que le dentiste n'ait rien trouvé, c'était une carie interne! » Eh bien! moi je vous dis : il n'y a pas de carie interne, il y a des caries cachées, qu'il faut savoir dénicher; il y faut évidemment apporter du soin et aussi quelques connaissances spéciales.

Mais, me direz-vous, si tout le monde a des microbes dans la bouche, comment se fait-il qu'il y ait des dents cariées, et d'autres pas? Voici. C'est une lutte entre deux combattants : le microbe et la dent. Les conditions de la lutte varient à l'infini suivant les individus, l'âge, le sexe, le tempérament, l'état de santé, la race, le genre d'alimentation. L'ensemble de toutes ces conditions défavorables constitue ce qu'on appelle les *causes prédisposantes*.

D'une façon générale, il semble que la prédisposition à la carie augmente avec la civilisation, au fur et à mesure que nous nous éloignons de l'état de nature; ainsi les sauvages ont de meilleures dents qu'un Européen; le Dr Amoëdo a observé à Cuba, quand il y avait des esclaves africains, que leurs dents étaient meilleures que celles de leurs descendants. Parmi les animaux, ceux qui vivent avec nous semblent aussi plus prédisposés à la carie que les animaux sauvages;

et de deux chiens, l'un errant et qui n'a que des os à ronger, l'autre toujours caressé et admis au salon, bourré de friandises, c'est le premier qui résistera le mieux à la carie. Nous ne pouvons pas ici passer en revue tous les peuples et les classer sous ce rapport; mais, pour nous en tenir à la France, on sait généralement qu'en Normandie il y a beaucoup de caries dentaires, et en Auvergne infiniment moins. Ces questions sont d'ailleurs fort complexes et toutes les influences précitées s'ajoutent les unes aux autres; car il est probable, sinon certain, que le genre d'alimentation et la nature des boissons y font pour beaucoup; le cidre est souvent incriminé, comme tous les acides en général.

Nous disons que les prédispositions de l'individu se confondent, en réalité, avec les prédispositions du côté de la dent et du milieu buccal. En effet, la race et l'hérédité créent des habitudes, des conditions de milieu, un genre d'alimentation qui impriment certaines modifications à la composition chimique de la dent et à celle du milieu buccal. Si la plupart des Normands ont les dents cariées, ce n'est pas seulement parce que leurs ancêtres étaient Normands et avaient les dents cariées, mais parce qu'ils ont les mêmes habitudes, le même genre d'alimentation; les mêmes causes engendrent les mêmes effets.

De même, certaines maladies générales, certaines affections fébriles, dépriment l'individu, le mettent en état de moindre résistance, décalcifient plus ou moins ses dents, acidifient ou infectent son milieu buccal. Par exemple, les troubles de nutrition graves de la première enfance (rachitisme, athrepsie, convulsions, etc.) produisent dans la dent des arrêts de développement, une distribution irrégulière de l'émail, qui manque par places, et laisse ainsi la dent plus attaquable. Il n'est pas rare, à la suite d'une fièvre grave comme la scarlatine ou la typhoïde, de voir nombre de dents se gâter rapidement à cause des conditions défavorables du milieu buccal, rareté de la salive, avec mucosités épaisses, acides et adhérentes.

Mais ce qu'il *importe de retenir*, c'est que de toutes ces causes prédisposantes, les *seules indispensables* à la production de la carie dentaire sont celles qui ont trait aux modifications du milieu buccal ; ce sont là les *véritables causes* de la carie, car sans elles il n'y en a pas. Prenez un individu faible, rachitique, à dents peu denses, et mal protégées par un émail mince et irrégulier, mais qui se tient la bouche *absolument propre*, et vous ne lui trouverez pas de carie. Prenez, au contraire, un autre sujet vigoureux, mais malpropre et n'ayant jamais pris soin de ses dents, vous verrez que, si elles résistent un certain temps à l'envahissement de la carie, elles finiront quand même par être atteintes. Ceci est d'ailleurs consolant, comme nous le verrons à l'occasion du traitement.

Nous avons signalé en passant l'influence de l'âge et du sexe. Dans la jeunesse, les dents sont moins denses, plus pauvres en sels calcaires, la matière organique y est plus abondante, les dents se carient beaucoup plus facilement que chez l'adulte et le vieillard. Pour l'influence du sexe, on peut dire d'une manière générale que les dents de l'homme sont plus résistantes ; chez la femme, la grossesse a pour effet de diminuer la proportion des sels calcaires. Au point de vue de la présence des microbes dans la bouche, il est bien facile de comprendre que la présence des dents, avec leurs interstices et leurs anfractuosités, favorise singulièrement leur pullulation, et ils trouvent les conditions les plus favorables à leur développement dans la présence des débris alimentaires qui séjournent de préférence dans les points où ils sont à l'abri et ne peuvent être entraînés ni par le frottement de la langue, de la lèvre et des joues, ni par le flux de la salive. Aussi voit-on relativement peu de caries sur les faces découvertes des dents, tandis qu'elles sont bien plus fréquentes dans leurs interstices ; la plupart du temps, ces caries interstitielles affectent à la fois les deux dents contiguës.

Indiquons maintenant rapidement les différentes phases d'une carie dentaire. Les fermentations acides de la bouche entament l'émail en le décalcifiant, c'est le premier degré ; l'ivoire à son tour est attaqué plus ou moins profondément, après avoir été mis à nu par la destruction de l'émail ; les microbes pénètrent dans les canalicules de la dentine, c'est le second degré. Enfin, l'ivoire étant détruit jusqu'au centre de la dent, la cavité pulpaire et son contenu se trouvent à découvert : c'est le troisième degré. A ce moment, si la dent est abandonnée à elle-même, sans traitement, la pulpe est déjà infectée par les microbes, et atteinte dans sa vitalité ; elle se gangrène, le *nerf meurt* et les débris pulpaires mortifiés exhalent une odeur caractéristique pour tout le monde, et absolument repoussante ; c'est ce que certains auteurs ont nommé le quatrième degré. C'est alors que peuvent survenir une foule de complications dont nous parlerons bientôt.

Telle est la marche d'une carie livrée à elle-même ;

le résultat final est la perte de la dent qui s'effrite et se brise, en tant que couronne ; car la racine reste, et le mal, poursuivant son œuvre destructrice, amène des complications qui peuvent être fort graves, et sur lesquelles nous reviendrons tout à l'heure.

Comment se fait-il qu'on laisse la carie poursuivre

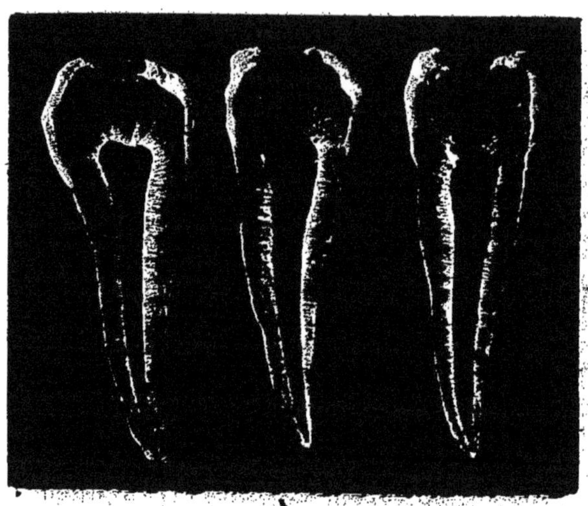

Fig. 24. — Carie.

A. Superficielle, premier degré ; — B. Moyenne, deuxième degré ; — C. Profonde, troisième degré intéressant la pulpe.

ainsi son évolution jusqu'à la dernière limite avant de songer à y porter remède ? N'y a-t-il aucun indice qui avertisse le malade ? Si ; il y a d'abord la tache, puis la cavité que forme la carie au début ; il est vrai qu'elle n'est pas toujours facilement accessible à la vue, surtout sur soi-même ; mais souvent la pointe de la langue ou d'un instrument la découvre là où l'œil n'a pas su la trouver ; les débris d'aliments s'y introduisent et causent une certaine gêne. Mais cela même peut devenir une cause d'erreur, et faire croire à une carie qui n'existe pas, quand il s'agit, par exemple, de fibres de viande qui restent dans les interstices dentaires. En dehors de ces indices, déjà suffisamment avertisseurs, il est un symptôme qui fait rarement défaut, et auquel d'ailleurs, les patients attachent la plus grande, pour ne pas dire la *seule* importance, j'ai nommé la *douleur*.

De la douleur dans la carie dentaire. — Au début, c'est-à-dire au premier degré, tant que l'émail seul est compromis et que l'ivoire n'est pas encore à découvert, la douleur n'existe pas. Lorsque l'ivoire, ou dentine, commence à être dénudé, si ce n'est que sur un point, il n'y a *généralement* pas de douleurs ; cependant, il ne faut pas oublier que la partie superficielle de la dentine est d'une très grande sensibilité, et cela devient très manifeste dans les caries superficielles, mais larges, principalement lorsqu'elles siègent au collet. Alors le contact de corps froids ou chauds, aliments, boissons ou même simplement l'air aspiré, le simple attouchement, la présence du sucre, du sel, des acides, le fait de croquer une pomme ou une orange, peut provoquer une douleur assez vive, mais généralement fugace. Puis vient une période où la dent est moins sensible ; mais, quand la carie a détruit une certaine profondeur d'ivoire et se rapproche de la cavité pulpaire, les douleurs reparaissent sous l'influence des mêmes causes, et même spontanément, dans l'intervalle des repas ; il suffit, pour les faire naître, de l'influence du froid extérieur, de la chaleur d'un foyer, et de toute cause, même morale, capable d'amener le sang à la tête. Enfin, lorsque la carie a ouvert la chambre pulpaire et que le nerf se trouve à découvert (troisième degré), on voit apparaître une douleur des plus violentes à laquelle on a donné le nom caractéristique de rage de dents. Elle est provoquée par le moindre contact des aliments avec la cavité de la carie, *mais non sur les autres points de la dent;* les sensations de froid et de chaud réveillent la rage de dents; elle peut également naître spontanément. C'est une douleur excessivement violente et qui ne cesse pas immédiatement avec la cause qui l'a produite, mais se prolonge au contraire un certain temps et force le patient à interrompre toute occupation. La douleur se produit dès que la pulpe se congestionne ; c'est ainsi qu'agissent les causes sus-mentionnées. Cela explique la rage de dents qui prend le malheureux patient, quand il se baisse pour ramasser quelque chose par terre, la tête étant penchée, ou encore, la nuit, au lit; il est obligé de mettre deux oreillers et même parfois de s'asseoir dans son lit. C'est alors qu'il songe au dentiste ; le courage le prend et, la plupart du temps, il va se faire arracher la dent coupable pour couper court à ses souffrances. Et dire qu'il eût été si facile avec des soins intelligents et opportuns d'éviter à la fois toutes ces souffrances et de conserver la dent! Même encore à cette période, la conservation de la dent est possible ; nous en reparlerons plus loin.

C'est ainsi que se comportent habituellement les caries qui arrivent à être pénétrantes ; mais, par exception, le patient peut n'avoir ressenti que de vagues douleurs. Il est à remarquer que la pulpe (le nerf) n'est douloureuse que quand elle est enflammée, et elle s'enflamme quand elle est infectée. Cette in-

4*

fection par les microbes de la carie n'attend pas toujours la mise à nu de la pulpe pour se produire ; elle peut se faire pendant que la carie est au second degré ; c'est même ce qui a lieu la plupart du temps et rend parfois très difficile le diagnostic du degré de la carie ; car alors, on a les douleurs de la rage de dents avec une carie où la pulpe n'est pas encore à découvert. Voici ce qui se passe en ce cas : la pulpe, infectée à travers l'ivoire, se congestionne et s'enflamme ; elle augmente de volume, et comme elle est contenue dans un canal rigide qui ne peut se dilater, le nerf se trouve comprimé contre la paroi d'ivoire, étranglé en quelque sorte, d'où cette douleur atroce qui diminue rapidement lorsqu'on a mis la pulpe à découvert, et qu'on l'a fait saigner largement. Là où on voit bien qu'une pulpe saine n'est pas douloureuse, c'est lorsqu'un accident (fracture de dent par chute ou choc) ou l'instrument du dentiste la met brusquement à découvert ; souvent, en ce cas, le dentiste se rend compte qu'il est en présence d'un troisième degré, parce qu'il aperçoit un point rouge qui saigne, et non par la douleur du patient, qui n'a pas été alors ce qu'on pourrait croire.

Dans le tableau des phases successives d'une carie dentaire, tel que nous l'avons présenté à nos lecteurs, nous avons supposé que l'invasion microbienne avait triomphé de tous les obstacles ; mais il n'en est pas toujours ainsi en réalité. La dent ne succombe pas sans lutter, et parfois, c'est elle qui a le dessus. Comment cela peut-il se faire ? Nous allons tâcher de l'expliquer en quelques mots.

« Dès les premières atteintes de la carie, dit le D⟨r⟩ Cruet, la pulpe devient le siège d'une suractivité fonctionnelle, qui constitue pour elle un moyen de défense souvent efficace, et parfois suffisant pour arrêter les progrès du mal. Elle sécrète en plus ou moins grande abondance un tissu assez analogue à l'ivoire normal, la *dentine secondaire*, qui envahit les canalicules de l'ivoire au-dessous de la carie. » « Cet envahissement peut constituer une large zone, une masse dure et compacte, qui enrobe et paralyse les éléments infectieux arrêtés dans leur marche et leur action destructive. La surface de la carie devient alors dure, prend un aspect brunâtre, parfois noir, c'est la carie sèche. » La carie sèche est donc une carie qui s'est guérie toute seule. Cela prouve combien la nature a de ressources pour lutter contre le mal ; on pourrait comparer jusqu'à un certain point ce fait à la transformation crétacée des cavernes chez les tuberculeux ; il arrive maintes fois qu'en faisant l'autopsie de vieillards morts d'une maladie quelconque, autre que la tuberculose, on trouve de ces cavernes guéries, cicatrisées spontanément, et dont on n'avait pas toujours soupçonné l'existence durant la vie.

« Il n'est pas rare de voir le phénomène se produire dans les caries molles à large surface, lorsque les conditions générales de la santé du sujet atteint se sont améliorées, et surtout lorsqu'une hygiène sévère de la cavité buccale a succédé à l'absence prolongée de soins. » Si les autres caries savent se rappeler à notre souvenir, et semblent nous dire : ne m'oubliez pas, les caries sèches, au contraire, veulent être oubliées et respectées. « Car, quand on observe l'heureuse transformation dont nous venons de parler, et qu'il y a absence complète de douleurs ou de sensibilité du côté des dents, il faut bien se garder d'intervenir quand même, et de modifier la surface pour chercher à y appliquer un plombage »; « car, si la *surface même* de la carie sèche est insensible, il n'en est pas ainsi de la couche sous-jacente, « toujours infectée de parasites momentanément annihilés, mais qui continueront leur œuvre de destruction, si une voie nouvelle était ouverte à leur envahissement. » D'ailleurs, « il n'est pas rare de voir la surface d'une carie sèche se ramollir en un point, les conditions de la bouche étant changées, et une nouvelle carie se constituer dans des conditions qui en rendent le traitement très difficile. »

Tout cela prouve combien peu il faut se fier aux apparences pour juger de l'état de gravité d'une carie; car les caries sèches qui sont cependant les moins graves, en imposent généralement au public par leur grande surface et leur aspect noirâtre (remarquons en passant qu'on les rencontre souvent chez les fumeurs). Au contraire, une carie ne semblera pas sérieuse si elle est cachée, comme celles par exemple qui débutent au-dessus du collet, là où il n'y a plus d'émail, et qui sont par conséquent d'emblée du second degré. « Elle peut l'être encore sur des dents anormales dont l'émail fait défaut en certains points et laisse l'ivoire exposé aux atteintes directes de la carie. Dans ces cas, l'affection peut creuser la dent, détruire une grande partie de l'ivoire, l'émail restant intact, car il résiste

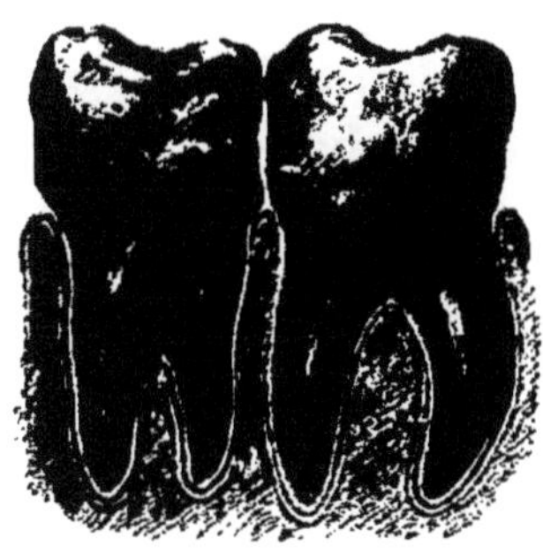

Fig. 25. — Caries interstitielles au collet.

beaucoup plus que la dentine ; voilà pourquoi l'orifice des caries est plus étroit que le fond », et là encore ce serait une grave erreur de juger de la réalité d'après les apparences. Dans le même ordre d'idées, nos clients se trompent quand ils nous reprochent d'agrandir la cavité de leur carie en la nettoyant : car si, « lorsque la destruction de la matière organique et de la matière minérale de l'ivoire se fait également et simultanément, la cavité apparente répond à peu près aux dimensions réelles, souvent au contraire la matière minérale seule a disparu, et la gangue organique pourvue de ses éléments sensibles, persiste tout entière, la cavité n'existant, pour ainsi dire, qu'à l'état virtuel. Ce sont les *caries molles* », généralement blanches, ne se distinguant pas à l'œil de l'ivoire sain ; « la cavité réelle n'apparaît que lorsqu'on l'a débarrassée de l'ivoire ramolli et décalcifié ». Rien n'est plus trompeur que ces caries ; à la vue, on les croit insignifiantes, et, en les nettoyant, on s'aperçoit que ce sont des gouffres sans fond, qui vont parfois jusqu'à la pulpe, alors qu'on les croyait tout à fait superficielles. Mais, en les nettoyant, on n'a pas agrandi la cavité, on n'a fait que la rendre apparente, comme en déménageant un appartement, on ne fait que le *faire paraître* plus grand ; mais on ne l'agrandit pas en réalité, les murs restent toujours à la même place.

Nous venons d'assister au duel des microbes et des dents, parfois celles-ci résistent, le plus souvent elles succombent, le nerf ou plutôt la pulpe se détruit et meurt, la dent s'effrite, la couronne s'en va en morceaux, et l'histoire de la carie proprement dite finit là ; mais non pas la série des infortunes du patient. Car la présence de ce chicot amène trop souvent des complications qu'il nous faut maintenant passer en revue.

Complications des caries dentaires. — Les débris de la pulpe gangrénée s'infectent, et cette infection, remontant le long des canaux des racines, se propage par l'apex au ligament alvéolo-dentaire qui s'enflamme à son tour. Si le lecteur veut bien se reporter à la description que nous avons donnée de ce ligament, il comprendra sans peine la série des phénomènes qui se produisent alors. La congestion et l'inflammation du ligament, à laquelle on donne le nom de *périostite alvéolodentaire*, a pour premier effet d'épaissir cette membrane ; elle occupe alors plus de place et ne pouvant la prendre aux dépens de l'alvéole, qui est rigide et incompressible, elle tend à chasser la dent de son alvéole ; c'est ce que le patient exprime parfaitement en disant qu'il sent sa *dent longue*. En effet, elle dépasse un peu le niveau des autres, et en fermant la bouche, il la rencontre d'abord, la pression qui en résulte, le choc même tout simplement, en repoussant momentanément la dent dans l'alvéole, compriment contre la paroi osseuse, les filets nerveux contenus dans l'épaisseur du ligament, d'où une douleur asez vive, mais qui ne peut se confondre avec celle de la pulpite. En effet, la douleur de la pulpite, ou rage de dents, est le plus souvent spontanée, et quand elle est provoquée, c'est par le chaud ou le froid, éléments d'excitation qui ne provoquent pas la douleur de la périostite. Quant au contact, il faut bien distinguer ; pour déterminer la rage de dents, il faut que le contact s'exerce dans la cavité même de la carie, soit directement sur le nerf, soit à travers la mince couche d'ivoire qui peut le recouvrir ; tandis que dans la périostite, la douleur est produite par le choc ou le contact sur n'importe quel point de la dent, et surtout par *rencontre des deux mâchoires*, qui ne peut produire la rage de dents, on le conçoit aisément.

En dehors de cette douleur vive et momentanée, il en existe une autre sourde et continue dans la périostite ; celle-là non plus ne peut se confondre avec la rage de dents, beaucoup plus violente et plus courte; d'ailleurs, s'il y avait le moindre doute, la double épreuve de l'eau froide et du choc sur la dent le ferait cesser.

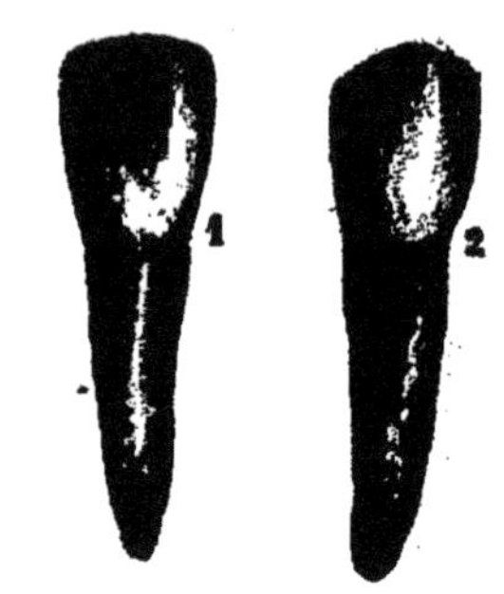

Fig. 26. — Périostite.

1. Apicale : — 2. latérale. Figure destinée à faire comprendre pourquoi la pression sur une dent atteinte de périostite, est douloureuse tantôt dans le sens de la hauteur, tantôt dans le sens latéral.

Si l'inflammation du ligament, qui a commencé au bout de la racine, vient à gagner les parties latérales du ligament, la dent devient douloureuse au choc par côté; elle n'est plus le *siège* de la douleur, comme dans la pulpite (où le point douloureux est bien en elle), mais elle en devient la *cause*, en ce sens que son déplacement froisse les nerfs du périoste.

Si j'insiste sur cette distinction, ce n'est pas pour le plaisir de jouer sur les mots; mais les mots expriment des idées, et toute expression fausse, impropre, entraîne une idée fausse, une conception erronée à la fois du mal et du remède.

En effet, en cas de pulpite, on peut amener du soulagement avec un pansement dans la cavité de la dent, parce qu'on atteint l'élément douloureux, la pulpe ; mais, en cas de périostite, le même pansement demeurera sans effet, ne pouvant agir sur le point malade, qui est le ligament ; nous verrons plus loin ce qu'il convient de faire alors. Nous voilà donc en présence d'un ligament enflammé ; que va-t-il arriver ? Parfois, les choses s'arrangent, et tout rentre dans l'ordre *en attendant qu'une nouvelle poussée survienne.* Mais souvent aussi l'inflammation ne s'arrête pas là ; une partie du liquide sanguin contenu dans les vaisseaux s'extravase, et infiltre le tissu cellulaire de la région voisine du point malade ; la gencive et même la joue se gonflent, parfois au point de voiler l'œil, si la paupière se prend, et la *fluxion* est constituée. Elle marque la fin de la période douloureuse qui l'a précédée. Il arrive parfois qu'elle se résorbe et disparaît spontanément, surtout si on supprime la cause, qui est la dent malade ; malheureusement, un sot préjugé empêche toujours le patient d'aller chez le dentiste pendant qu'il a une fluxion. Et, malheureusement aussi, la fluxion ne se passe pas toujours seule. Elle aboutit alors à la suppuration, c'est-à-dire qu'il y a formation de pus.

Ce pus, que devient-il ? Plusieurs cas peuvent se présenter. Le plus simple et le plus favorable, c'est lorsque le pus se forme au sommet de la racine ; souvent alors, si la dent est ouverte, comme c'est le cas d'une carie non soignée, le pus peut trouver une issue par la cavité de la carie, en y descendant par l'apex de la racine. C'est ainsi que les choses se passent lorsque la fluxion disparaît seule, sans qu'il y ait soulèvement alvéolaire et formation d'abcès.

Quelquefois, mais rarement, le pus formé au sommet de la racine décolle le ligament, et vient fuser au collet de la dent.

D'autres fois, à la mâchoire supérieure, le pus perfore l'alvéole en haut et pénètre dans le sinus maxillaire, dont il détermine l'inflammation, dite : sinusite.

La plupart du temps, le pus se fait jour par le plus court chemin, à travers la paroi externe et plus rarement interne de l'alvéole et vient soulever la gencive sous laquelle il se collecte pour former un *abcès*, dit *abcès dentaire*; c'est là la forme de beaucoup la plus fréquente. Lorsque l'abcès est mûr, et on le reconnaît à la fluctuation avec le doigt, il s'ouvre généralement et laisse échapper son contenu. Mais la faible ouverture qui en résulte, sorte de boutonnière étroite, ne permet pas une rapide et complète évacuation du pus; s'il n'y a pas intervention du dentiste,

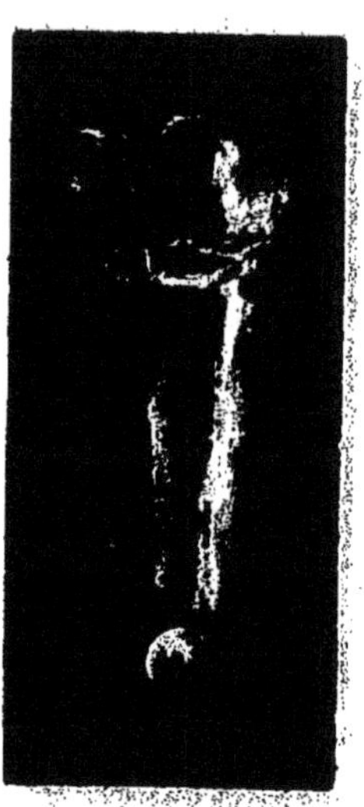

Fig. 27.
Abcès du sommet
de la racine.

l'abcès se reforme, et l'ouverture ne se referme plus : il reste un *trajet fistuleux* qui part du foyer de suppuration et aboutit à son ouverture à l'extérieur, ou *orifice fistuleux*. Lorsque la fistule est établie, elle constitue une sorte de *soupape de sûreté*, par où le pus trouve issue au fur et à mesure de sa formation, au lieu de se collecter en abcès. On trouve ainsi nombre de gens porteurs de plusieurs fistules et qui s'accommodent très bien de ce pis-aller, parce qu'ils ne *souffrent pas*. Mais où la chose leur plaît moins, c'est quand l'abcès, au lieu de s'ouvrir sur la gencive, vient s'ouvrir sur la peau de la joue; dans ce cas, le pus, cheminant sous la muqueuse buccale, s'infiltre dans le tissu cellulaire des joues, et vient y former soit un phlegmon, soit un adéno-phlegmon, si les ganglions sont pris. On peut avoir alors un gonflement énorme et très douloureux, avec frissons et fièvre, car il est à remarquer que la formation de pus s'accompagne toujours de fièvre. L'abcès vient s'ouvrir sur la joue, et la fistule en résulte; le patient, plus ou moins

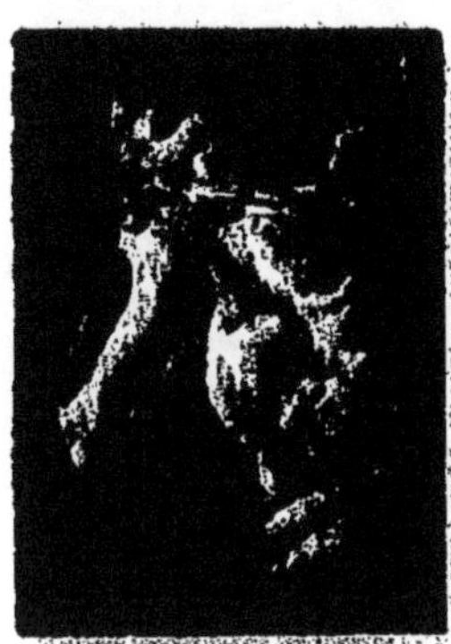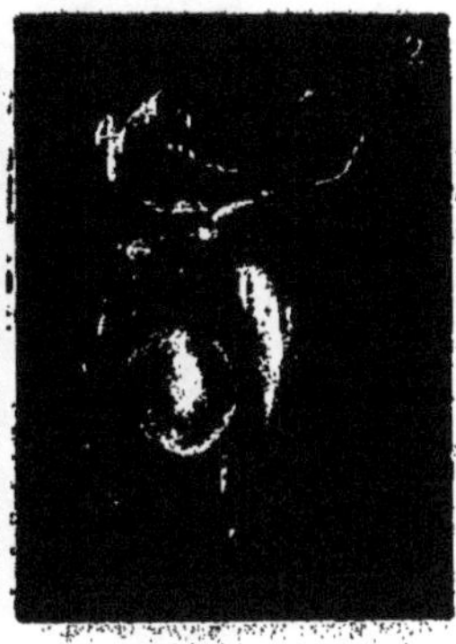

FIG. 28.

1. Périostite chronique ayant abouti à la formation de tissu nouveau sur la racine; — 2. Abcès fourni entre deux racines d'une dent.

défiguré, regrette alors amèrement la négligence coupable qui l'a mené là.

Mais ce n'est pas tout encore, malheureusement, et sans vouloir noircir outre mesure le tableau des complications de la carie, il nous faut dire deux mots de la pyohémie et de la nécrose qui en sont la conséquence. La *nécrose* est la mortification d'une portion du tissu osseux de l'os (maxillaire); elle est le résultat d'une infection prolongée, car il est rare qu'elle se produise d'emblée, avec le premier abcès dentaire; le plus ordinairement c'est à la suite des fistules qu'on la voit apparaître; et alors, il ne suffit plus, comme dans un simple abcès, d'enlever la dent malade pour que cessent les accidents; car l'os étant infecté, suppure pour son propre compte ; la portion mortifiée, ordinairement assez limitée, et nommée *séquestre*, se détache lentement du tissu sain, et finit par devenir mobile et s'éliminer; mais jusqu'à complète élimination du séquestre, le trajet fistuleux persiste et, suivant l'expression populaire : *ça jette.* Les séquestres peuvent varier depuis le volume d'une tête d'épingle jusqu'à celui d'une noix, et comprendre même un côté de maxillaire ; heureusement il est rare d'observer des désordres aussi vastes. Nous ne pouvons nous étendre ici sur toutes les causes de nécrose des maxillaires ; nous n'avons en vue, dans ce paragraphe, que celles qui sont consécutives à une dent gâtée, atteinte de périostite.

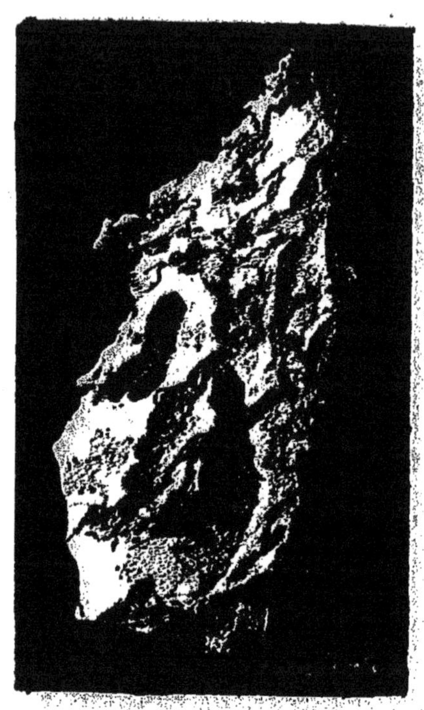

Fig. 29. — Os nécrosé (collection de M. le Dʳ Richer). Dessin d'après nature. — Suite de carie infectée.

Enfin, il nous reste à dire quelques mots de la *pyohémie* ou *infection purulente*, la plus rare, mais aussi la plus redoutable des complications de la carie dentaire. Si le pus n'est pas arrivé à se frayer un chemin vers l'extérieur, il peut être résorbé dans le sang, transporté par les vaisseaux jusqu'au cerveau et là déterminer la mort par phlébite ou méningite. Le Dr Pietkiewicz, notre vénéré maître, en a réuni un certain nombre de cas dans sa thèse inaugurale. Inutile après cela, je pense, d'insister sur la gravité possible des accidents consécutifs à la carie dentaire.

C'est, en résumé, une affection déplorable par sa fréquence et ses résultats habituels : la diminution progressive de nos moyens de mastication, conséquence qui porte gravement atteinte d'abord à la digestion, et secondairement à la nutrition générale.

Cette maladie est-elle incurable? ou, au contraire, comporte-t-elle un traitement sérieux et efficace ? Peut-on l'éviter ? et, peut-on la guérir? A tout cela, la réponse est facile et courte : oui.

Comment l'éviter? Par une hygiène bien entendue; nous reviendrons sur cette question plus longuement dans un chapitre spécial comme conclusion de cet ouvrage; bornons-nous pour le moment à constater qu'il est relativement facile d'éviter la carie en se tenant la bouche *parfaitement propre*, en ne laissant pas les débris alimentaires y séjourner dans l'intervalle des repas et en empêchant ainsi la formation de ces acides qui rongent les dents et détruisent leurs moyens de protection. Non seulement cette propreté bien comprise doit empêcher les dents de se gâter, mais elle peut même entraver, arrêter le développement d'une carie au début. Je n'oublierai jamais le fait suivant, que j'eus occasion d'observer dans les premières années de ma pratique. Un jeune médecin de mes amis me conduit un jour sa femme qui avait plusieurs dents à soigner, et me prie de l'examiner également. Il n'avait qu'une seule carie, à une des incisives centrales de la mâchoire supérieure. Mais, soit négligence, soit faute de loisirs, il ne vint pas pendant près de deux ans et, lorsque je le revis alors, je lui demandai non sans inquiétude, ce qu'était devenue sa dent malade; il me la montra avec fierté, et je constatai tout surpris que la carie, non seulement ne s'était pas aggravée, mais avait même rétrocédé. Il nettoyait journellement la cavité avec le plus grand soin, et me dit tout joyeux : « Voilà, mon cher, le triomphe de l'antisepsie! » Ce qui s'était passé là était de tous points comparable au mécanisme qui préside à la formation des caries sèches.

Il en est de l'art dentaire comme de toute autre branche de la médecine ; il n'y a point de remèdes secrets, de traitements mystérieux; ce qu'il faut, c'est observer la nature, surprendre ses moyens d'action et de défense, les reproduire, les imiter, les faciliter; tout le traitement de la carie est là, aussi bien le traitement préventif que le traitement curatif. Si les dents se trouvent dans des conditions normales, bien placées, si leur travail s'accomplit intégralement, au lieu d'être supprimé ou diminué par une alimentation d'où tout corps dur est exclu, elles se nettoient par la force des choses, par les frottements mêmes de la mastication; il ne séjourne pas de saletés dans leurs interstices, il n'y a pas formation d'acides, pas de destruction de l'émail, pas de caries. Mais si, par suite d'implantation vicieuse, d'extractions intempestives, ou toute autre cause, la mastication se fait mal, il nous faut suppléer artificiellement au manque de nettoyage qui en est la conséquence; nous nous étendrons sur cette question au chapitre de l'*Hygiène buccale.*

Supposons, malgré toutes nos précautions, la carie

constituée; il nous faut aller chez le dentiste. Que va-t-il faire, s'il est consciencieux? Rien autre que d'imiter la nature dans ses procédés de défense. L'ivoire est infecté, envahi par les microbes? Il les en chassera par des pansements antiseptiques, capables d'imprégner les canicules de la dentine, de détruire les micro-organismes, et de favoriser la réaction de défense de la pulpe, afin que celle-ci puisse, au besoin, sécréter de la dentine secondaire. Ensuite il remplacera l'ivoire détruit en comblant la cavité avec une substance inerte qui redonne à la dent sa forme première et serve de bouclier protecteur contre un nouvel envahissement des microbes; c'est ce qu'en termes vulgaires on appelle : *plomber* la dent ; dénomination absolument mauvaise et défectueuse, car, à aucune époque, on ne s'est servi de *plomb* à cet usage, et cela se comprend du reste aisément. D'abord le plomb est toxique : en d'autres termes, c'est un poison ; puis, pour le mouler dans la cavité de la carie, il faudrait l'introduire liquide, c'est-à-dire à une température impossible à supporter. Mais, me direz-vous, et le papier à chocolat, que certaines personnes se mettent dans les dents gâtées? Eh bien ! ce n'est pas du papier de plomb, mais du papier d'étain. Laissons donc de côté ce terme impropre ; ne disons plus : plomber, mais : *obturer ;* ne disons plus plombage, mais : *obturation.* Ceci établi, remarquons que ce qui vient d'être dit s'applique au traitement d'une carie non pénétrante, d'une carie du second degré ; si la dent n'était pas trop infectée et si (comme nous avons vu plus haut que cela peut se produire) la pulpe n'était pas envahie par les microbes, le traitement antiseptique bien fait et suivi de l'obturation, donne des résultats parfaits et durables. Si, au contraire, après l'obturation, la dent continue à faire mal, et même devient plus douloureuse, au point de faire croire qu'il y a pulpite ou périostite, il ne faut pas hésiter, mais retourner chez le dentiste.

Disons de suite que nous n'avons point ici la prétention d'apprendre au lecteur ce que doit faire son dentiste, mais seulement le mettre à même de le comprendre, afin qu'il s'y prête docilement, et non avec cet esprit de méfiance et de résistance qui sont si souvent la pierre d'achoppement et empêchent, par manque de bonne volonté, d'obtenir les résultats qu'on est en droit d'attendre d'un traitement bien dirigé.

Cela posé, revenons à la conduite à tenir.

C'est bien simple ; nous avons suffisamment expliqué précédemment comment se produit l'étranglement de la pulpe, pour comprendre qu'il faut transformer le second degré en troisième, la carie non pénétrante, en carie pénétrante, et mettre la pulpe à nu, puis la désinfecter doucement et soigneusement. La douleur s'apaisera alors et on aura à traiter une carie du troisième degré. Ici, deux méthodes sont en présence : l'une qui consiste à conserver la pulpe, l'autre à la détruire ; nous ne pouvons entrer dans la discussion de ces procédés ; ils ont leurs avantages et leurs inconvénients, et je ne conseillerai pas au patient de s'instituer juge en pareil cas ; il fera plus sagement de s'en rapporter à son dentiste, s'il a confiance en lui. Quand on veut conserver la pulpe, c'est à la condition qu'elle ne soit pas infectée ; on cherche alors à provoquer une légère irritation qui la force à sécréter de l'ivoire secondaire, et la carie redevient un second degré qu'on obture comme il a été dit plus haut. On a pu constater cette transformation sur des coupes de dents arrachées ultérieurement. Mais parfois aussi et plus souvent qu'on ne pense, les choses se passent autrement; j'ai encore présent à la mémoire un cas qui m'avait frappé tout au début de mes études. Il s'agissait d'une dame qui vint me trouver pour une dent du devant dont elle souffrait; en nettoyant la cavité, j'arrivai sur le nerf, et, comme les accidents disparaissaient, et que la pulpe ne me paraissait pas infectée, je résolus d'en tenter la conservation par le procédé alors nouveau, dit : *coiffage de la pulpe*. J'obturai donc la dent après avoir pris les précautions voulues. Cette dame partait le lendemain en voyage, et je ne la revis qu'au bout de deux ans. J'eus alors la curiosité de savoir ce qu'était devenue *ma* pulpe; jamais la dent n'avait fait mal depuis. Je la désobturai et il me fut impossible de retrouver la moindre trace de pulpe vivante; elle s'était lentement détruite, desséchée, momifiée, silencieusement, sans douleur, à l'abri de l'infection! Ce n'était peut-être pas un triomphe pour la théorie, mais c'était, à coup sûr, un succès pour la patiente. Et ce cas, j'ai pu le voir depuis, est plus fréquent qu'on ne pense.

Revenons à nos moutons, c'est-à-dire à notre carie pénétrante, avec pulpe exposée, et infectée, qu'il *faut* détruire. Comment s'y prendre? Toute pulpe infectée étant douloureuse, le plus sage est de la calmer d'abord au moyen d'un traitement antiseptique; puis on procède à sa destruction. Les uns l'extirpent purement et simplement au moyen de tire-nerfs; mais il est bien difficile, en général, d'éviter la douleur atroce qui en résulte, et j'avoue, pour ma part, préférer à ce moyen expéditif le pansement caustique qui, bien employé, ne fait que très peu mal, et réussit à obtenir l'effet cherché en quelques heures. Il faut seulement avoir soin de prévenir le patient que ce pansement peut lui causer une certaine douleur pendant deux heures environ ; que, d'autre part, il ne lui servirait à rien de l'enlever, et qu'en le déplaçant il court le risque de se faire des brûlures graves sur la gencive, la joue, la langue ou les lèvres. Ces précautions sont particulièrement à observer lorsque la cavité siège entre deux dents, ou au collet. Souvent un seul de ces pansements suffit ; s'il en faut plusieurs, ils sont de moins en moins douloureux, et il devient alors facile d'extirper la pulpe et d'obturer la dent [1].

Enfin, envisageons en terminant le cas d'une vieille carie très avancée, qui a détruit et infecté la pulpe ; il faudra alors en retirer les débris gangrénés et désinfecter soigneusement, non seulement la cavité principale, mais tous les canaux radiculaires ; c'est très simple à concevoir, *très difficile* à réaliser dans la pratique. Lorsque le dentiste y est arrivé, ou croit y être, il ne lui reste plus qu'à bien obturer sa dent ; mais souvent il lui infligera un temps d'épreuve, un stage, en ne mettant qu'une obturation provisoire, facile à enlever si des accidents viennent à se produire ; ces accidents sont ceux de la périostite : douleur au choc, à la percussion, en rapprochant les mâchoires, sensation d'allongement et d'ébranlement de la dent, rougeur et gonflement de la gencive,

---

1. Depuis que ces lignes ont été écrites, l'extirpation de la pulpe vivante se fait plus couramment, grâce à la cocaïne.

fluxion et toute la série des accidents décrits aux complications, lesquels sont aussi souvent la suite d'une obturation intempestive que d'une carie abandonnée à elle-même. Entre nous, amis lecteurs, il faut être bien négligents pour en venir là. Dans ce cas, il faut évidemment désobturer la dent et recommencer le traitement antiseptique qui n'a pas suffi la première fois..., à moins qu'on ne l'arrache.

Si, au contraire, au bout d'un à trois mois après l'obturation provisoire, aucun symptôme inquiétant ne s'est manifesté, celle-ci sera enlevée et remplacée par une obturation définitive, après qu'on se sera assuré au moyen de l'*odorat* qu'il ne reste pas d'infection dans les canaux radiculaires.

Ici je dois donner l'explication d'un fait que certains lecteurs observateurs ne manqueraient pas de me demander. Comment se fait-il qu'une dent qui ne faisait pas mal, ou qui avait cessé de faire mal avant d'être obturée, redevienne douloureuse après? — Comment se fait-il qu'au contraire certaines dents qui ne faisaient pas souffrir tout le temps qu'elles étaient bien bouchées, deviennent douloureuses aussitôt qu'elles sont désobturées? — C'est l'infection. — Bien, soit; mais comment admettre que dans un cas l'infection apparaisse avec son cortège d'accidents, parce que la dent est fermée, et que, dans l'autre cas, ce soit précisément parce que la dent est ouverte? — Voici, cher lecteur, l'explication de cette apparente contradiction : parmi les nombreux microbes qu'on trouve dans une dent infectée, les uns dits : aérobies (qui vivent à l'air) deviennent inoffensifs, s'ils sont privés d'air; les autres, au contraire, dits : anaérobies, acquièrent toute leur virulence dans une dent obturée ; ces notions étant posées, je laisse au lecteur le soin d'en faire l'application.

Je le vois d'ailleurs tout prêt à me faire cette autre remarque : « Mais voilà une demi-heure que vous nous parlez d'obturation puisqu'il ne faut pas dire : plombage ; vous nous avez bien dit qu'on ne met pas de plomb dans les dents (pas plus que dans la cervelle, d'ailleurs !). Mais qu'y met-on ? Quelles substances emploie-t-on pour les obturer ? » — J'y arrive.

En ce qui concerne les *obturations provisoires*, on emploie généralement de la gutta-percha (et non du caoutchouc), non pas de la gutta ordinaire, mais une préparation spéciale qui, mise à chaud, durcit ensuite par refroidissement, bien plus que la gutta ordinaire. Cette substance, bien appliquée, obture très convenablement la dent ; elle a l'avantage *inappréciable* de pouvoir être enlevée par le patient lui-même, si besoin est, c'est-à-dire si la dent donne des symptômes de périostite ; il n'y a qu'à prendre un petit instrument à crochet quelconque (tel qu'un crochet à dentelles), le chauffer et l'introduire dans la pâte obturatrice qui se ramollit au contact du fer chaud, et peut s'enlever facilement sans secousses qui réveilleraient la douleur dans une dent sensible au moindre ébranlement. C'est à considérer lorsque, pour une raison ou une autre, le patient ne peut se rendre immédiatement chez son dentiste. Si la dent est bien désobturée, la douleur doit disparaître ; on remplacera la gutta par un coton imbibé d'une substance antiseptique, et, à défaut de pansement spécial, un peu d'eau dentifrice pure ou même d'eau de Cologne, ou d'alcool camphré.

Cette gutta peut-elle rester longtemps? Cela dépend du point où elle est appliquée et, par conséquent, de la fatigue qu'elle a à subir en quelque sorte ; il est évident qu'elle sera beaucoup plus vite usée sur une surface triturante qu'au collet d'une dent ; si elle se trouve soustraite aux efforts de la mastication, elle peut séjourner fort longtemps et même certains dentistes l'ont employée à titre d'obturation définitive : la chose m'est arrivée à moi-même sans le vouloir. Voici comment : je soignais une dame pour une carie très avancée, et infectée, d'une dent de sagesse; un voyage imprévu la força à quitter Paris sans que j'aie pu avoir le temps de guérir complètement le mal; je crus donc devoir, par prudence, me contenter d'une obturation provisoire. On avait raison de dire que le provisoire, en France, c'est ce qui dure le plus longtemps; car, lorsque je revis ma cliente, seulement au bout de *six* ans, elle me dit triomphalement : « Vous savez, docteur, mon plombage [1] provisoire? il tient toujours! » — « Oh ! alors, Madame, lui dis-je, nous pouvons maintenant sans crainte le remplacer par du définitif, puisque vous n'avez pas eu mal! » — « Ah ! mais non, par exemple ; je suis bien ainsi, j'y reste ! »

A défaut de gutta, on se sert aujourd'hui de certaines pâtes antiseptiques; comme dans le cas précédent, au bout de quelques semaines, on y substitue une obturation définitive.

Les nombreuses substances employées dans ce but peuvent se ramener à trois catégories : ciments, amalgames (ce qu'on appelle vulgairement plombages

---

1. Ce n'est pas moi qui parle.

métalliques) et aurifications. Chacune de ces substances a ses partisans et ses détracteurs ; hâtons-nous de dire qu'elles ont leurs avantages et leurs inconvénients, qu'il ne faut pas être exclusif dans leur emploi et savoir discerner les cas où elles trouvent chacune leur application. Il est évident que, si les ciments qui ressemblent plus à la dent, étaient aussi résistants que l'or, il n'y aurait pas à hésiter ; malheureusement, il n'en est pas ainsi, et l'usure mécanique, d'une part, l'action corrodante de la salive, d'autre part, en ont parfois trop facilement raison. L'or, au contraire, est absolument inattaquable, et on peut dire inusable ; mais, d'une part, il ressemble moins à la dent, d'autre part, il est d'une application plus difficile et plus longue, et surtout, dans certains cas, fort coûteuse. L'amalgame tient le milieu entre l'or et les ciments, en ce sens qu'il est plus facile et moins long à placer, et, par conséquent, est moins onéreux ; mais il est plus visible, surtout certains amalgames qui ont l'inconvénient de noircir à la longue ; enfin il se rétracte souvent, et laisse par conséquent un petit sillon entre la dent et l'obturation, il en résulte alors que la salive s'introduit, et la carie continue insidieusement son œuvre, le patient ne se méfiant pas, parce que la dent est toujours « plombée ». A cet inconvénient s'en ajoute un autre, commun à l'or et aux amalgames : c'est la grande conductibilité du métal aux impressions thermiques ; il va de soi que cela n'est un inconvénient que s'il s'agit d'une dent vivante, dont la sensibilité au froid et au chaud devient alors très grande. On n'a pas cela à redouter avec le ciment qui est un corps mauvais conducteur. Toujours en raison de cette conductibilité, on a vu de grosses caries obturées au métal, victimes de sa dilatation brusque sous l'influence d'un liquide très chaud (café, par exemple); il en est résulté que la coque d'émail, qui formait seule les parois de la cavité, a éclaté sous la pression du métal augmentant brusquement de volume.

Vous voyez donc, ami lecteur, que le choix d'une substance obturatrice n'est pas si facile ni si indifférent que cela ; le mieux est encore de s'en rapporter au dentiste.

En général, pour les dents du devant, et pour les autres caries très visibles, on préférera le ciment, quitte à le renouveler au besoin ; pour les dents du fond, on préférera l'or ou l'amalgame qui offriront plus de résistance. Il n'est d'ailleurs pas défendu de combiner les deux ; par exemple, si on a une carie du second degré voisine de la pulpe, on met du ciment au fond pour bien l'isoler des impressions thermiques, et de l'or ou de l'amalgame par-dessus, pour plus de solidité. En dehors de ces considérations, il en est quelques-unes qui dépendent exclusivement du client. C'est ainsi qu'au point de vue esthétique, la plupart d'entre nous, en France, préfèrent le ciment pour tout ce qui est visible ; en Amérique, au contraire, l'aurification seule est bien portée. Dans un autre ordre d'idées, la question de prix a bien son importance, et influe considérablement sur le choix de la substance obturatrice.

Sont-ce bien là toutes les substances obturatrices ?

« Qu'est-ce donc, allez-vous me dire, que cet *émaillage* dont parlent les prospectus qu'on reçoit dans la rue ? » — C'est un mot ronflant, mais trompeur et vide de sens : un miroir aux alouettes ; ceux qui l'écrivent ont simplement en vue un ciment quelconque, masqué sous ce nom pompeux. Mais ceux qui le lisent s'imaginent toute autre chose ; ils croient qu'on peut revêtir leurs dents entièrememrnt d'une couche d'émail, comme on fait d'une casserole. Pourtant, s'ils se donnaient la peine de réfléchir, ils comprendraient qu'un tel procédé serait inapplicable aux dents, en raison de la température élevée qu'exige cette opération ; un être vivant n'est pas un morceau de métal. Que si vous entendez par là une sorte de vernis protecteur que l'on étendrait à froid, il faut se rendre compte qu'il ne pourrait pas résister aux frottements de la mastication.

Non, on n'émaille pas les dents, mais on y incruste parfois des blocs de porcelaine qui ont l'aspect de l'*émail naturel des dents*, voilà la part de vérité contenue dans cette expression. Partant de cette double constatation : 1° qu'aucune des matières obturatrices employées jusqu'ici ne ressemblait parfaitement à la dent ; 2° qu'en revanche les fausses dents minérales ont un aspect identique au point de s'y méprendre, on s'est dit : « Pourquoi ne pas obturer les cavités cariées avec la même substance dont sont faites les fausses dents ? » Et, de fait, on a réussi avec de très fines empreintes, à mouler fidèlement les cavités, et à constituer ensuite des petits blocs de porcelaine (*vulgo :* d'émail) qui remplissent exactement le vide de la carie et refont le contour de la dent comme lorsqu'elle était saine ; on approprie la teinte à celle de la dent malade, et, lorsque le travail est bien exécuté, il est presque impossible de voir qu'il y a là une obturation. C'est très esthétique ; il n'y a qu'un inconvénient ; c'est le prix assez élevé de ce genre de travail ; mais le résultat est assez beau pour mériter un sacrifice d'argent [1].

Nous en avons fini avec l'obturation des caries, tout ce que nous pourrions dire de plus concernant le dentiste et non pas le client. Passons maintenant aux complications déjà mentionnées et voyons rapidement ce qu'il convient de faire, quand surviennent fluxions, abcès, fistules, etc., etc.

Nous avons vu que la périostite se manifeste au patient par une sensation d'allongement de la dent qui devient douloureuse à la pression et au choc ; dès que le malade s'aperçoit de ce symptôme, il peut user avec quelques chances de succès de moyens dits : révulsifs, qui consistent à attirer à la surface de la muqueuse (gencive) le sang, pour décongestionner le périoste (ligament) ; c'est le même genre de traitement que l'on emploie contre la pleurésie ou l'hydarthrose du genou par exemple, lorsqu'on badigeonne la poitrine ou le genou de teinture d'iode, ou qu'on y fait appliquer des pointes de feu ; on fera de même dans le cas qui nous occupe, en appliquant de la teinture d'iode sur la *gencive* au point qui correspond au sommet des racines de la dent malade ; on tamponnera avec une boulette de coton hydrophile, plutôt que de badigeonner avec un pinceau, ce qui expose à faire couler le médicament à côté et à produire d'assez vastes (quoique peu graves) brûlures. Pour ce qui est des pointes de feu, il n'est guère facile de se les faire soi-même ; mais, à défaut du dentiste, le médecin s'en chargera aisément. Il y aurait bien encore les sangsues, ainsi que certains petits vésica-

---

1. On fait également aujourd'hui des blocs ou incrustations d'or.

toires spéciaux (capsicum plasters) qui peuvent donner de bons résultats. Enfin, dans certains cas très particuliers, où la périostite semblait étroitement liée au rhumatisme, j'ai vu le sulfate de quinine et le salicylate de soude donner des résultats merveilleux. Ajoutons enfin que la révulsion, au lieu d'être locale, peut se faire à distance ; c'est ainsi qu'agissent les purgations et les bains de pied sinapisés. Au sujet de ces derniers, une petite remarque en passant : beaucoup de personnes n'en obtiennent aucun effet, parce qu'elles mettent la farine de moutarde à l'eau très chaude, elles détruisent ainsi la substance sinapisante. Il faut au contraire délayer à l'eau froide, et n'ajouter que peu à peu de l'eau tiède.

Si, malgré l'emploi de tous les moyens que nous venons de citer, la périostite augmente, c'est qu'évidemment il y a infection grave, et le patient ne devra pas attendre davantage pour aller trouver son dentiste ; sans quoi la fluxion le guette.

Nous n'avons pas ici à distinguer si la dent infectée est ouverte ou obturée, ni en quoi consistera le traitement ; ceci est l'affaire du praticien ; nous ne cherchons pas à le remplacer, mais seulement à indiquer au patient ce qu'il peut faire en attendant ; car maintes fois on n'a pas son dentiste sous la main immédiatement.

Poussons maintenant plus loin : la fluxion est arrivée ; votre belle négligence vous a gratifié le matin au réveil d'une superbe chique, la figure a engraissé, mais en partie seulement. Qu'allez-vous faire? Presque toujours le contraire de ce qu'il faut : sous prétexte que le froid peut vous nuire, vous allez vous emmitoufler la figure, vous tenir dans le coin du feu, en un

mot vous faire venir le sang à la tête, vous conges-
tionner la figure et augmenter par là votre mal. A
tout prendre, j'aimerais mieux une bonne bouillotte
aux pieds; vous n'allez pas manquer de vous coller
sur la gencive une figue cuite, substance sucrée et
plus ou moins mucilagineuse, comme la guimauve,
qui constitueront pour vos aimables microbes (sources
de tout le mal) un excellent bouillon de culture; quel
bien pensez-vous retirer des cataplasmes? Tout cela
ne s'adresse pas à la cause, et en admettant que par
auto-suggestion vous éprouviez du mieux, cela n'empêche pas le mal d'empirer; pour une fois par hasard
que votre fluxion partira, comme elle est venue, seule,
que de fois, au contraire, vous aurez la fièvre, le fris-
son, des battements dans la gencive, et un bel abcès
au bout du compte. Vous voilà bien avancé; vous
vous étiez dit : « J'irai trouver le dentiste quand ma
fluxion sera passée. » Est-ce qu'on va chercher les
pompiers quand l'incendie est éteint ? Ce serait gro-
tesque; pas davantage cependant. Ce qu'il y a de certain, c'est que vous n'y seriez pas allé, si la fluxion
s'était passée. Mais vous y voilà contraint par la souffrance et la crainte que votre abcès s'ouvre au dehors
et vous défigure ; je parle pour vous, lecteur éclairé,
qui connaissez les conséquences possibles des choses.
Mais que d'autres, ignorant le danger, ou trop pusillanimes, laissent l'abcès évoluer, et le pus se frayer son
chemin où il peut, puis sortir sur la joue. Alors ils
oublient complètement (à moins qu'ils ne s'en soient
jamais doutés) que c'est une dent qui est coupable;
ils vont trouver un chirurgien, pour se faire ouvrir
l'abcès, et souvent ruginer l'os de la mâchoire, après
avoir longtemps gardé un trajet fistuleux ; mais, en-

tendez bien ceci : le mal ne s'arrêtera pas, tant qu'on n'aura pas supprimé la dent malade, point de départ de cette suppuration. Je ne reviens pas inutilement sur les conséquences extrêmes; je crois en avoir suffisamment dit pour qu'apparaisse clairement la seule ligne de conduite raisonnable à suivre : Quand on est atteint de périostite, il faut aller de suite trouver son dentiste, et ne pas perdre inutilement un temps précieux à s'amuser aux bagatelles de la porte en voulant se soigner soi-même; car les moyens que l'on a à sa disposition sont presque toujours insuffisants. *Au bout du fossé la culbute.* Rien n'est plus vrai pour la dent lorsqu'on a laissé la carie progresser jusqu'à ses extrêmes limites, car, quels que soient les progrès énormes réalisés dans l'art dentaire, quelles que soient les devises trop absolues et les promesses fallacieuses de ceux qui disent : Guérissez *toujours*, n'extirpez *jamais*, il n'en est pas moins vrai qu'il y a des cas, encore trop nombreux, où le seul traitement possible, le dernier celui-là, c'est l'*extraction* de la dent, mot redoutable, s'il en fût pour certaines gens timorées. Je dis à dessein : *mot* redoutable ; car la *chose* l'est souvent moins, ainsi qu'en conviennent la plupart des peureux qui y ont passé. D'où vient donc cette crainte, parfois insurmontable, véritable souffrance pour ceux qu'elle domine ? La plupart du temps, ils ne jugent une chose que par ouï-dire, et très souvent aussitôt la dent enlevée, ils s'écrient : « Ce n'était pas la peine qu'on me fasse peur pour si peu de chose. » Mais ceux qui vous ont représenté l'extraction d'une dent comme une chose terrible, d'où le tiennent-ils ? Encore d'un autre, et ainsi de suite. Non ? ils y ont passé eux-mêmes; c'est déjà plus sérieux. Mais qu'est-ce que cela prouve? Avez-vous le même degré de sensibilité que ces personnes? Etes-vous doué du même courage? Votre cas est-il le leur? Avez-vous affaire au même opérateur? Se sert-on pour vous des mêmes instruments? Etes-vous dans les mêmes conditions pour éprouver la même souffrance? Non, il n'y a pas deux cas identiques; ne jugez donc pas du vôtre d'après les autres, c'est parfaitement absurde; parce que M. X... a beaucoup souffert en se faisant arracher une dent dans les conditions les plus défavorables, s'ensuit-il que vous deviez également souffrir beaucoup, vous qui n'êtes pas forcément dans les mêmes conditions? Mais je ne veux pas m'appesantir ici sur ce point; nous aurons à y revenir plus tard. Pour le moment, laissons le côté psychologique, et ne nous occupons que du côté purement matériel. Oui, il y a des cas où il *faut* arracher; évidemment, en toutes circonstances, on doit de deux maux choisir le moindre. Or, la perte d'une dent, même avec douleur, ne peut entrer en balance avec toute la série des accidents si graves déjà décrits que peut occasionner sa conservation quand même. Ce point est hors de doute, et vous devez vous méfier des esprits absolus qui disent : *toujours* et *jamais* ; croyez plutôt ceux qui vous répondront : *ça dépend*, quand vous leur demandez : « Doit-on faire cela? » Donc, un premier point est acquis. Il y a lieu parfois d'arracher la dent; dans quels cas? Ce n'est point ici le lieu de le discuter : rapportez-vous en à votre dentiste, s'il a votre confiance et la mérite; c'est là d'ailleurs un point très délicat, sur lequel nous aurons occasion de revenir. Je suppose donc que l'extraction est décidée et consentie; étudions rapidement ce qui, en dehors de la crainte, occasionne la douleur dans les extractions.

Il y a lieu de distinguer deux cas : la gencive est saine ou elle est enflammée ; cette dernière hypothèse se réalise généralement en cas de périostite avancée; alors le nerf est détruit et on n'a plus à redouter sa déchirure douloureuse, sa rupture au moment où la dent sort de l'alvéole ; mais, en revanche, la prise de la dent est plus désagréable que dans le cas d'une carie non compliquée de périostite, où la gencive est encore saine. En outre, dans le second ou le troisième degré, avec rage de dents, la douleur cesse *immédiatement* après l'extraction ; dans le cas de périostite, il n'en est pas de même, elle persiste un certain temps, en raison de l'inflammation de voisinage, qui atteint la gencive, le périoste et parfois l'os lui-même.

Comment s'y prend-on pour arracher une dent ? Bien que ce ne soit nullement au patient qu'incombe le choix des instruments, nous croyons utile d'en dire quelques mots, pour éclairer sa religion à cet égard et lui éviter ces folles terreurs irraisonnées si souvent fatales au résultat de l'opération. S'agit-il d'une dent non découronnée ? On se sert de pinces appelées daviers. Il y en a un certain nombre, variés de formes et de dimensions et appropriés aux diverses dents, dont la forme elle-même varie ; il est facile de comprendre qu'une pince qui se moule sur une incisive, dent plate, ne pourra s'adapter convenablement sur une grosse molaire, dent cubique. D'une façon plus générale, les daviers pour la mâchoire supérieure ne peuvent pas servir pour la mâchoire inférieure ; ceux du haut ont la partie prenante (les mors) à peu près dans le prolongement du manche de l'instrument, tandis que pour le bas les deux parties forment un angle droit. En outre, qu'on se rappelle la disposition des trois racines des grosses molaires supérieures [1], et on comprendra qu'un davier pour le côté droit ne peut être utilement employé à gauche. Car il faut bien qu'on sache que la pince ne se contente pas d'embrasser la couronne seulement, mais remonte au-delà du collet jusqu'au point de division des racines; si on agissait autrement, on casserait les dents. C'est donc une erreur de croire qu'il faut aller chercher *beaucoup plus* profondément les dents découronnées.

Avant l'invention des daviers, qui *constituent un grand progrès*, on se servait d'un instrument d'aspect plutôt rébarbatif, dit : *clef* de Garengeot, et qui a laissé quelques vilains souvenirs. Il avait cependant du bon, et il y a encore des cas où il rend de grands services; mais il faut bien savoir le manier, à cause de l'énorme force qu'il déploie.

Enfin, il est un instrument qui sert exclusivement à enlever la dent de sagesse du bas ; c'est la langue de carpe. — Le lecteur nous pardonnera de ne pas entrer ici dans le détail de la technique du maniement de ces divers instruments ; nous n'avons pas la prétention de transformer les patients en dentistes; leur rôle suffit déjà amplement à leur bonheur.

S'agit-il, au contraire, de dents *découronnées*, de racines ou *chicots* ? L'on emploie encore les daviers, mais beaucoup plus fins, ou bien des leviers qui ont reçu les noms d'élévateurs, pieds de biche. En gé-

---

1. Deux racines externes et une interne.

néral, pratiquée par un dentiste qui en a l'habitude, l'extraction des racines est bien moins redoutable qu'on ne se l'imagine, et surtout moins pénible que l'extraction d'une dent qui possède sa couronne. Elles tiennent d'ailleurs beaucoup moins, sauf exceptions dues à des courbures.

Ce qui fait tant appréhender les extractions, c'est la douleur; nous avons vu ce qu'il fallait en penser, en toute sincérité, mais sans exagération. Autrefois, on avait grandement raison de craindre, avec un outillage primitif et des praticiens peu exercés qui avaient parfois aussi peur que leurs clients. Mais aujourd'hui, grâce aux progrès réalisés, on peut être plus brave avec moins de mérite : car d'une part, on *fait moins mal*, et, d'autre part, on arrive à supprimer ou à atténuer considérablement la douleur, en pratiquant l'anesthésie. Qu'est-ce donc que l'anesthésie ? c'est l'*insensibilisation* (et non : sensibilisation, comme disent encore certaines personnes), soit des parties douloureuses dans l'extraction, soit du sujet lui-même. Il y a donc deux sortes d'anesthésie : l'*anesthésie générale* qui consiste à endormir le patient, et l'*anesthésie locale* qui, s'appliquant exclusivement au champ opératoire, laisse le patient à l'état de veille et parfaitement conscient de ce qu'on lui fait.

Pour pratiquer l'anesthésie générale, on a employé successivement plusieurs produits : le protoxyde d'azote, le bromure d'éthyle, l'éther, le chloroforme, puis, dans ces derniers temps, le chlorure d'éthyle, et certains mélanges de ces différents gaz qui ont reçu des dénominations variées. Leur emploi n'est pas sans présenter un certain nombre d'inconvénients qu'il est bon d'avoir présents à l'esprit, afin de n'en pas user sans discernement et sans motif sérieux. Disons d'abord que les opérations de chirurgie dentaire courante, quoique douloureuses parfois, sont rarement d'assez longue durée pour qu'il soit indispensable d'endormir le *patient*. Néanmoins, cela rend de grands services quand il s'agit de faire plusieurs extractions dans la même séance. Mais il importe de prendre, au préalable, certaines précautions, faute desquelles des malades ou leur famille ont eu à déplorer des accidents regrettables. En premier lieu, il faut consulter un médecin sur l'opportunité ou la contre-indication de l'anesthésie générale, car elle ne peut être appliquée à tous indistinctement ; je n'en veux pour preuve que l'exemple suivant, absolument authentique. Un homme d'une cinquantaine d'années va chez un dentiste pour se faire extraire une dent, et lui demande à l'endormir ; le praticien, après avoir examiné son malade, s'y refuse carrément. Celui-ci s'en va chez un autre dentiste, qui n'y regarde pas de si près, et lui accorde l'anesthésie demandée.

Un quart d'heure après, on le remportait chez lui, mort. Cela prouve clairement deux choses : 1° que si cet homme avait demandé à un médecin s'il pouvait être endormi sans danger, le médecin lui en aurait refusé l'autorisation ; 2° qu'il importe que le dentiste soit capable de décider en connaissance de cause si l'anesthésie générale est permise ou non ; il faut évidemment pour cela qu'il en sache autant que le médecin à cet égard, et soit aussi capable de juger l'état de son patient, et son degré de résistance. Sinon, à moins de grave imprudence, il lui faut prendre conseil et assistance d'un médecin, ne serait-ce que pour dégager sa *responsabilité* **morale,** si sa *responsabilité légale* est couverte par le diplôme de chirurgien-dentiste. Ceci admis, il sera bon que le patient vienne à jeun, soit allongé dans la position horizontale, et nullement serré ou gêné dans ses vêtements. Cette position, absolument indispensable sous le chloroforme, est parfois très gênante pour l'opérateur, par exemple lorsqu'il s'agit d'enlever une dent de sagesse inférieure. En outre, si la dent échappe à l'instrument, elle peut passer dans le gosier et de là dans la trachée, où elle peut provoquer un accès de suffocation. Enfin, la lenteur du réveil, l'état de prostration et d'assoupissement qui le suit, ainsi que les nausées et les vomissements permettent difficilement au malade d'être chloroformé chez le dentiste et de rentrer chez lui tranquillement ensuite; il vaut mieux que l'opération se fasse alors à domicile, le malade est ainsi tout transporté dans son lit, pour son plus grand bien et celui de ceux qui le soignent: il va de soi que c'est assez onéreux en pareil cas; mais nombre de gens aisés et pusillanimes redouteront moins tous ces inconvénients que la plus légère douleur. Il en est d'ailleurs que la crainte empêcherait d'accepter la moindre intervention opératoire, s'ils n'étaient pas endormis.

C'est surtout le chloroforme et l'éther qui présentent au plus haut point les inconvénients sus mentionnés. Déjà ils se réduisent avec le protoxyde d'azote; mais l'emploi de ce gaz (qui n'est pas d'ailleurs exempt de tout danger, puisqu'il agit par asphyxie) exige un certain dispositif qui ne le met pas à la portée de toutes les installations et peut effrayer les malades. On l'a

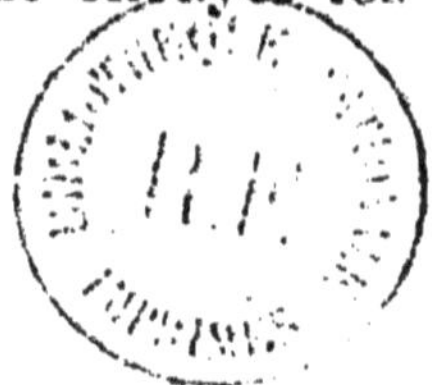

d'abord employé exclusivement, étant le plus anciennement connu ; on s'en sert encore beaucoup plus en Angleterre et en Amérique qu'en France ; son action asphyxiante réduit forcément son application à une très courte durée. Le bromure d'éthyle est d'un emploi plus facile ; néanmoins, il offre d'assez nombreux dangers, en raison de son instabilité, et de son défaut fréquent de pureté ; en outre, il donne souvent une excitation et des cauchemars pénibles.

On doit, jusqu'à preuve du contraire, donner la préférence au chlorure d'éthyle et à un de ces dérivés, le somnoforme, avec lequel on obtient une anesthésie rapide, généralement exempte d'incidents, et un réveil très facile, ne laissant aucun malaise à sa suite.

Nous avons, chaque semaine, l'occasion d'appliquer ce mode d'anesthésie dans notre service de l'hôpital Tenon, et les seuls inconvénients que nous ayons remarqués sont : un peu d'excitation chez les alcooliques et les caféiques, d'une part, et, d'autre part, un peu de nausées chez ceux qui, se réveillant moins promptement, ont avalé du sang : mais ce sont là de rares exceptions.

Les quelques minutes d'anesthésie parfaite que l'on obtient ainsi suffisent largement pour la pratique courante des extractions.

Fait *remarquable* : avec cet anesthésique, nous n'avons *jamais* eu ni syncope, ni menace de syncope, même en opérant le malade assis.

Tels sont, résumés très brièvement, les avantages et les inconvénients de l'anesthésie générale. On comprend donc que, pour de multiples raisons, nombre de patients préfèrent s'en passer, ou recourir simplement aux bienfaits de l'anesthésie locale qui, ne supprimant pas la conscience, leur laissant toute leur connaissance, les effraie beaucoup moins par cela même. Tous les procédés employés dans ce but se ramènent à deux catégories : la *réfrigération* et les injections (ou *piqûres*).

Comme réfrigérant, on a d'abord employé la glace.

Moi-même, je me souviens qu'au début de mes études médicales, en 1880, je vis enlever une volumineuse tumeur du cou, à un malade auquel on avait appliqué une vessie remplie de glace et de sel marin, environ une demi-heure avant l'opération, laquelle put se faire ainsi presque sans douleur.

Depuis, on a utilisé le froid produit par l'évaporation de l'éther ; c'est sur ce principe qu'était basé le pulvérisateur de Richardson, dont on se servait déjà à la même époque pour l'ablation des ongles incarnés. Depuis, ce procédé s'est perfectionné, grâce à la découverte de corps dont le point d'ébullition est au-dessous de zéro et à l'amélioration des appareils qui servent à utiliser le refroidissement énorme que produit leur volatilisation. Ces substances sont renfermées, comprimées à plusieurs atmosphères de pression, dans des sortes de tubes ou siphons suffisamment épais et solides, pouvant être facilement maniés d'une seule main ; une petite soupape permet, en les ouvrant, de laisser passer, en jet très fin, le liquide qui se volatilise à la température ordinaire, et file comme un jet de vapeur d'une chaudière de locomotive. Il suffit de diriger pendant quelques instants ce jet sur le champ d'opération, le point qu'on veut anesthésier. On voit que l'insensibilisation est obtenue, lorsque l'endroit en question blanchit et devient comme du givre. On peut alors opérer sans douleur pour le patient, si la manœuvre a été bien exécutée.

Quelles sont donc les conditions à remplir pour atteindre ce but ? C'est d'abord que le point d'application du liquide réfrigérant soit bien à découvert, afin que l'évaporation soit facile et rapide. C'est ainsi qu'on a une bonne réussite dans les opérations de petite chirurgie sur des parties découvertes, comme le pied et la main (ablation d'ongles, ouverture de panaris, etc.).

Mais laissons cela de côté pour nous limiter à ce qui fait l'objet de notre étude : les opérations qui se pratiquent dans la bouche, et en particulier les ouvertures d'abcès et les avulsions de dents. La condition énumérée ci-dessus se trouve réalisée pour la région antérieure de la bouche, mais quand il s'agit du fond, vers les grosses molaires, le résultat est infiniment moins net. Il faut naturellement, pour bien découvrir le point de la gencive à anesthésier, écarter les parties molles avoisinantes, sécher la gencive et la préserver de la salive. En prenant toutes les précautions indiquées, on obtient généralement une anesthésie suffisante, mais de courte durée ; en outre, certaines personnes trouvent l'application du froid désagréable ; parfois même, elle leur semble aussi douloureuse que l'opération en vue de laquelle elle est faite, notamment lorsqu'on dirige le jet sur une dent dont la pulpe est à nu. Enfin, on a reproché parfois à ce procédé d'amener la mortification de la gencive. Mais, en réalité, dans l'immense majorité des cas, ce procédé, bien employé, est à peu près inoffensif et donne de bons résultats.

Quant au liquide employé, c'est généralement du chlorure d'éthyle ou du chlorure de méthyle, ou encore mieux des mélanges de ces deux corps, qui ont reçu des noms variant avec les fabricants.

Un détail important qu'il ne faut pas perdre de vue : ces liquides sont très inflammables. Donc, non seulement, il ne faut pas les approcher d'un corps en ignition, tels qu'une lampe, mais il faut éviter de s'en servir sur un point où on va appliquer des pointes de feu, à moins de bien étancher la gencive aussitôt après qu'on a cessé le jet. Il faut également éviter de jeter une allumette dans le crachoir où le patient vient de laisser couler sa salive imprégnée du liquide ; j'ai vu, dans ces cas, se produire de petites explosions qui, sans être bien graves, ont pu néanmoins déterminer la brûlure des sourcils ou des cils.

Abordons maintenant brièvement le procédé des injections qui consiste à introduire sous la gencive, ou mieux dans son épaisseur, au moyen d'une seringue munie d'une aiguille fine, un liquide destiné à supprimer momentanément la sensibilité de la région. On a essayé à cet égard un certain nombre de substances, entre autres, l'antipyrine, le gaïacol, etc., qui n'ont donné que de médiocres résultats ; en revanche, la cocaïne et ses succédanés, comme l'eucaïne, la stovaïne, maniées avec prudence et discernement, ont eu des succès véritablement remarquables. D'abord employée en oculistique, la cocaïne n'a guère été utilisée par les dentistes que vers les dernières années du siècle dernier. Mon ami, le Dr Rodier et moi, qui avons été des premiers à nous en servir [1] (Rodier,

---

1 À la suite d'une communication relative à son emploi par le Dr Cruet, à la Société de stomatologie.

thèse de Paris, 1890), n'avons jamais eu qu'à nous en louer, et y sommes restés fidèles jusqu'à ce jour, malgré ses détracteurs. On a reproché à la cocaïne les accidents assez nombreux auxquels elle a donné lieu entre des mains imprudentes ou inexpérimentées ; mais, à ce compte-là, il ne faudrait jamais se servir de couteaux ni d'allumettes, sous prétexte que des enfants se sont blessés ou ont mis le feu. Je me souviens encore avoir lu la relation d'un cas de mort survenu chez un dentiste à la suite d'une injection de cocaïne à une femme. La relation de ce cas fut publiée tout au long par ce praticien lui-même, qui avouait ne pas comprendre comment cela était arrivé, car il n'avait employé que *soixante-quinze centigrammes*. Or, aucun dentiste digne de ce nom n'oserait jamais dépasser *cinq centigrammes*. Une telle ingénuité est vraiment terrifiante ; c'est comme si on s'étonnait d'avoir mal à l'estomac, après avoir avalé 1 litre de vitriol ou d'acide chlorhydrique.

Mais, je le répète, il est rare que la cocaïne donne des accidents graves, entre des mains prudentes; il il est bien certain qu'il y a des précautions à observer; pour cela, il importe de les connaître, et pour cela de les avoir apprises. M. de La Palisse n'eût pas mieux dit assurément; mais, si j'insiste sur l'évidence, c'est que malheureusement elle est méconnue de ceux-là même dont le premier devoir est de ne pas oublier qu'ils tiennent entre leurs mains des vies humaines, et que cette redoutable responsabilité vaut bien qu'on s'instruise, pour ne point jouer avec, à la légère. Trop de soi-disant praticiens, hier bijoutiers, aujourd'hui s'intitulant chirurgiens-dentistes, croient pouvoir impunément *faire une piqûre ;* il y a eu malheureusement des accidents retentissants qui sont venus troubler cette belle sérénité. Il importe donc au plus haut point au dentiste d'être familiarisé avec cette question, et au patient de savoir un peu à qui il se confie. Notre rôle, à nous, se borne à éclairer le public, et à redresser les préjugés sans nombre qui courent sur l'emploi de cet anesthésique si précieux ; la cocaïne.

Sont également éloignés de la vérité ceux qui la croient inoffensive, et ceux qui la croient toujours dangereuse. Ces deux manières opposées d'envisager les choses ont créé deux états d'âme qui ne sont pas étrangers aux effets produits par le médicament. Je m'explique par deux exemples qui remontent déjà à dix-huit ans :

Une jeune fille demande qu'on lui arrache une dent à la cocaïne ; c'était à l'Hôtel-Dieu. Elle était très nerveuse, et avait entendu parler des « crises de nerfs » attribuées à l'emploi de ces injections. Aussi ne manqua-t-elle pas d'avoir sa petite attaque. Persuadés que la suggestion jouait un rôle capital dans la production de ce phénomène, nous résolûmes, lorsqu'elle revint, huit jours après, pour une autre extraction, de lui injecter cette fois de l'*eau pure*. Ce que nous prévoyions arriva : elle eut sa même attaque.

Autre exemple, en sens inverse : une autre nerveuse vient pour se faire enlever une dent à Lariboisière ; elle voulait de la cocaïne, *sachant* qu'on ne sentait rien. Un jeune étudiant, passablement farceur, s'en va tremper un tampon d'ouate hydrophile dans l'eau d'un verre, le lui applique quelques instants sur la gencive, et lui enlève sa dent qui *était difficile ;* elle prétendit n'avoir rien senti.

Ces deux faits, dont on pourrait citer mille autres analogues, prouvent clairement l'influence de la suggestion sur l'anesthésie. Il est donc important de s'assurer de l'état d'âme de son patient; car, autant la belle confiance est favorable, autant la crainte est nuisible au résultat. Cette crainte met le malade dans un état d'impressionnabilité et de nervosisme qui le dépriment et le prédisposent à la syncope, ou, au contraire, lui donnent une agitation extrême, et l'exposent même, dans son affolement, à avoir des mouvements dangereux, soit pour lui, soit pour l'opérateur. J'ai vu, dans ces cas, être obligé de remettre l'opération à une autre date. C'est pourquoi j'estime qu'il importe tant d'éclairer le public, et de lui enlever ces craintes chimériques, qui ne sont que la terreur de l'inconnu, et que dissipera une notion plus juste de ce qui *est*.

Je prends, comme exemple, un cas moyen, ordinaire : un patient plus ou moins impressionnable, qui vient demander l'extraction d'une dent; il a peur de souffrir, et désire une piqûre de cocaïne; il a consulté à cet égard son médecin, qui n'y voit pas d'inconvénient; le dentiste lui-même, s'il possède une connaissance suffisante de l'auscultation, ne négligera pas de s'assurer de l'état du cœur et des artères; il n'y a pas de contre-indications. De plus, le malade a confiance dans le résultat de la piqûre. Nous voici donc dans de bonnes conditions; mais quelle heure est-il? Le malade a-t-il déjeuné ou non? certains dentistes préfèrent qu'il ne soit pas à jeun; d'autres, au contraire. En réalité, s'il est à jeun depuis longtemps, il aura plus de tendance à la syncope, et s'il vient de faire un repas copieux et se trouve en pleine digestion, il risquera fort de n'en pas profiter, cela ne vaut guère mieux. Il est préférable, comme en toute chose d'ailleurs, de choisir le juste milieu; par exemple, la matinée entre le petit déjeuner et le repas de midi, ayant pris un peu de lait ou de thé; car j'ai remarqué que ceux qui prennent du chocolat sont plus sujets à vomir, et ceux qui prennent du café noir sont souvent plus excités que calmés par la cocaïne. Ce sont tous ces petits riens, trop souvent négligés, qui font le succès ou l'échec des injections. Outre la matinée, on se trouvera encore dans de bonnes conditions environ quatre heures après le repas. Voici maintenant mon patient dans le fauteuil; le dentiste charge sa seringue de cocaïne. Les uns puisent dans une petite bouteille de pharmacie la solution de cocaïne préparée à l'avance; il y a là un inconvénient sérieux ; car ces solutions s'altèrent rapidement, contiennent des moisissures et cessent d'être aseptiques : elles peuvent occasionner des accidents infectieux. Pour éviter cela, on avait sa cocaïne en poudre dans de petits paquets soigneusement dosés et on les faisait dissoudre dans un volume d'eau égal au contenu de la seringue, au moment de s'en servir, d'où une légère perte de temps. Aujourd'hui, l'emploi des tubes stérilisés, scellés à la lampe, par conséquent à l'abri de l'air et parfaitement aseptiques, ne laisse plus rien à désirer. Chaque petit tube ou ampoule, en verre, contient juste une dose; on casse les pointes, et on remplit la seringue soit directement dans l'ampoule, soit dans une petite cupule. Quant à la seringue elle-même, elle n'est pas indifférente au résultat; elle doit être facile à démonter et à nettoyer, pour être parfaitement propre, le mieux est certainement de la faire bouillir, ce qui n'était guère possible avec les anciens pistons de cuir qui se racornissaient, mais se peut très bien avec les pistons en moelle de sureau, en amiante, en verre, etc. Mais la partie de la seringue la plus importante, au point de vue de l'asepsie, c'est l'aiguille.

Le lecteur nous pardonnera de nous étendre sur ces petits détails dont l'importance ne saurait lui échapper ; il ne serait nullement flatté d'attraper, comme on dit, une *vilaine maladie*, parce qu'il aurait été piqué avec une aiguille mal nettoyée et ayant servi pour une personne contagieuse. Or il y a deux sortes d'aiguille : les unes en acier, les autres en platine iridié. Les premières ont 'avantage du bon marché ; mais, si on les nettoie à l'eau bouillante, et qu'on les sèche mal, elles rouillent et cassent dans la gencive ; si on les flambe, elles se détrempent et cassent également. Celles en platine, au contraire, peuvent impunément être bouillies ou flambées, mais elles coûtent cher. Depuis quelque temps, on a créé un dispositif qui permet d'avoir des aiguilles en acier assez bon marché pour qu'on puisse les jeter sans regret, et ne s'en servir qu'une seule fois : étant renfermées dans un étui de verre stérilisé, elles offrent ainsi toutes les garanties désirables.

Il ne reste plus qu'à faire la piqûre ; le patient est assis dans le fauteuil, lequel doit pouvoir se basculer pour obtenir, au besoin, la position horizontale, en cas de tendance à la syncope. La piqûre elle-même est très peu douloureuse, sauf lorsqu'il y a inflammation de la gencive ; d'ailleurs il vaut mieux s'en abstenir en ce cas, car l'anesthésie est très imparfaite alors. L'injection se fait dans la gencive, de chaque côté de la dent à extraire, en dehors et en dedans, c'est de ce côté que c'est le moins sensible. La piqûre fait mal, si elle est faite trop rapidement, car la gencive est un tissu dense qui se prête mal à une brusque distension; il faut bien à peu près deux minutes pour l'injection, il est bon ensuite d'attendre encore trois minutes avant de procéder à l'extraction, et de s'assurer auparavant que la gencive est bien insensible, en la piquant. Tous ces préliminaires, au lieu d'effrayer le client non prévenu, doivent, au contraire, le rassurer; car il se rend compte qu'il a affaire à un praticien soigneux, consciencieux et qui ne laisse rien au hasard; sa confiance s'en augmente d'autant.

Il ne reste plus alors qu'à faire l'opération, sans brusquerie, ni hâte maladroite, puisque l'insensibilisation du patient laisse toute latitude à l'opérateur. Presque toujours, la dent est enlevée, que le patient s'écrie : « Déjà! mais je n'ai pas senti de douleur. » C'est ainsi qu'il doit en être. La sensation de douleur est supprimée, mais non la sensation de contact; on sent parfaitement l'instrument qui saisit la dent, mais comme on sent une poignée de main, et encore la sensation est plutôt lointaine, *ouatée* en quelque sorte. La dent est enlevée, le patient crache et saigne, *comme d'habitude*, car je n'ai pas eu plus d'hémorragies avec la cocaïne que sans son emploi. Tout s'est bien passé, sans accidents; tout au plus y aura-t-il un léger mal de tête et un peu d'endolorissement de la gencive quelques heures après, comme à la suite de toute piqûre. D'ailleurs, cet endolorissement est relatif; on s'en aperçoit surtout parce qu'il succède à une douleur nulle (par suite de l'anesthésie), tandis que, sans cocaïne, le même endolorissement succède à une douleur très vive, celle de l'extraction ; ce qui est *plus* dans un cas, est *moins* dans l'autre.

Le tableau le plus habituel est celui que nous venons de décrire ; mais il est parfois assombri d'incidents plus ou moins pénibles.

En général, l'injection de cocaïne est immédiatement suivie d'une période d'excitation, qui est surtout manifeste chez les nerveux, et qui peut aller du simple bavardage (accès de loquacité comme dans l'ivresse alcoolique) jusqu'à de véritables attaques de nerfs, principalement chez les hystériques. En réalité, dans ce cas, comme dans ce qui suit, la cocaïne ne fait, suivant l'expression du Dr Roy, que « réveiller des états pathologiques latents » ; c'est ainsi qu'elle aggrave les troubles circulatoires préexistants chez les cardiaques. Quelques instants après l'injection, le malade pâlit et se refroidit ; il a une sensation de boule, de constriction à la gorge, d'étouffement, que n'apaise pas le fait d'ouvrir la fenêtre ; il a des nausées, et parfois des vomissements, et se trouve dans un état de prostration plus ou moins marqué et durable ; cela peut aller jusqu'à la syncope ; il peut y avoir des convulsions, ou, au contraire, une faiblesse qui ne permet pas au malade de se tenir debout. La plupart du temps, ces accidents sont passagers, et tout rentre dans l'ordre, s'il ne s'agit que de sujets prédisposés auxquels on a injecté une dose normale. Les cas de mort imputables à la cocaïne ont toujours été le résultat d'une dose excessive, très excessive même, et d'ailleurs ils sont infiniment moins nombreux qu'on ne pourrait le supposer, puisqu'une statistique des plus sérieuses n'a pu en relever que huit bien authentiques.

Presque toujours les accidents sus-mentionnés, et imputables à la cocaïne seule, auraient pu être prévenus, et évités. C'est ainsi que la syncope ne survient jamais quand le malade est dans la position horizontale.

Qu'y a-t-il lieu de faire, si malgré toutes les précautions, les accidents se produisent ? Coucher le patient, la tête basse, le desserrer du cou et de la taille pour faciliter la respiration, lui faire respirer (quelques goûttes seulement) de nitrite d'amyle dont l'action sur le cœur et les vaisseaux combat celle de la cocaïne ; s'il est abattu, lui faire prendre du café ou du cognac, au besoin lui injecter de l'éther ou de la caféine ; s'il est, au contraire, surexcité, et qu'il présente des convulsions, le chloroforme le calmera.

Mais, je le répète, il vaut encore mieux prévenir que d'avoir à combattre. Il faut également tenir le plus grand compte de l'appréhension et de l'émotivité du malade, qui lui occasionnent *à elles seules* la plupart des symptômes qu'endose la cocaïne. Aussi le dentiste doit-il attacher la plus grande importance au rôle moral qui lui est dévolu en cette circonstance ; s'il ne craint pas de perdre du temps à faire l'éducation opératoire de son client, et à lui inspirer une confiance absolue, il évitera presque toujours les graves ennuis que nous venons de signaler, à la condition toutefois de n'employer la cocaïne qu'à bon escient et d'en refuser le bénéfice dans les cas où elle est nettement contre-indiquée, c'est-à-dire chez certains cardiaques, chez les grands nerveux, et les malades trop épuisés. On comprend par là l'utilité de sérieuses connaissances médicales pour le dentiste, sans qu'il soit besoin d'insister davantage. A ces contre-indications tirées du sujet, s'en ajoute une, relative à l'état local, c'est l'inflammation de la gencive ; lorsqu'une dent est atteinte de périostite aiguë, avec abcès, l'injection de cocaïne n'enlève pas la douleur, et le patient, à qui on la fait pour la première fois en pareil cas, ne croit plus désormais à son efficacité. Il est donc parfaitement inutile alors de faire la piqûre, et, de plus, on s'expose à avoir des accidents généraux ; car, si la cocaïne n'agit pas bien, c'est qu'à peine injectée elle ne reste pas dans la gencive, mais se trouve entraînée « dans la circulation générale par les vaisseaux dilatés ». En y associant de l'adrénaline, on remédie en partie à ces inconvénients. Certains succédanés de la cocaïne, comme la stovaïne, sont d'un emploi plus facile, et réduisent les dangers au minimun. Mais, en somme, il est facile de voir, d'après tout ce qui précède, que la cocaïne est un merveilleux médicament, et que, maniée comme il convient, elle présente infiniment plus d'avantages que d'inconvénients. Pour résumer en deux mots ma pensée sur les anesthésiques, je n'hésiterais pas, *comme patient*, à me faire insensibiliser à la cocaïne si l'anesthésie locale me suffisait, ou bien au somnoforme, si je croyais devoir recourir à l'anesthésie générale.

Suites et Complications des extractions

Si l'on redoute tant les extractions, en général, ce n'est pas seulement à cause de la douleur. que l'on peut éviter aujourd'hui, mais aussi en raison des complications que présentent parfois certaines extractions difficiles. En effet, s'il est relativement facile, dans la plupart des cas, d'enlever une dent, il n'en est pas toujours ainsi, malheureusement. Et, si vous entendez un dentiste vous dire qu'il n'en a jamais manqué une seule, vous pouvez tenir pour certain que c'est un hâbleur ou, qui pis est, un ignorant qui a pu casser des dents sans s'en rendre compte : en pareille matière, mieux vaut et moins dangereux sera un maladroit qui sait ce qu'il fait qu'un habile escamoteur qui l'ignore.

Les dents peuvent être difficiles à arracher, parce que leur couronne étant détruite en partie par la carie, elles n'offrent à l'instrument qu'une prise défectueuse; sous ce rapport, il vaut [mieux qu'il n'y ait plus du tout de couronne ; l'opérateur est toujours sûr de ne pas la casser, accident fréquent qui décourage du même coup le patient et le bourreau.

C'est une erreur très répandue de croire qu'une racine, un chicot, comme on dit, soit plus difficile et plus douloureux à arracher qu'une dent entière : d'abord, qui dit : chicot, dit : dent morte, et à ce titre, il n'y a toujours pas à craindre la douleur résultant de la déchirure du nerf; puis la tenue est moins forte, et cela est surtout vrai pour les dents à plusieurs racines qui sont infiniment plus faciles à extraire

quand les racines sont séparées par les progrès de la
carie, que lorsque la dent est entière; c'est encore
plus vrai quand il s'agit de racines courbes, ce qui est
fréquemment le cas pour les grosses molaires.

Une autre erreur consiste à croire qu'il faille en-
foncer *beaucoup plus* le davier pour les chicots que
pour les dents entières; si l'on ne prenait que la couronne dans les mors de la pince, on casserait toutes
les dents.

Où il faut le plus de prudence, c'est avec les dents
de vieillards et de nerveux, dont la texture est sèche
et cassante; elles sont parfois comme soudées à l'os,
dont un mince fragment vient souvent avec; après la
fracture de la *dent*, la *fracture* de l'*alvéole* (car il ne
s'agit que de la portion alvéolaire de l'os maxillaire,
la paroi de la loge osseuse de la dent) est l'accident
le plus commun. Hâtons-nous d'ajouter qu'il est le
plus bénin : car ce petit bout d'os, comme tout le
reste de l'alvéole, étant destiné à disparaître par
résorption après le départ de son locataire, c'est autant de travail en moins pour la nature.

J'entends d'ici nombre de lecteurs s'écrier : « Mais
c'est de la dent *barrée* qu'il s'agit. » On n'entend
parler que de cela : « Vous savez, docteur? mes dents
sont barrées. » Ou bien encore : « Si vous saviez! on
n'a pas pu m'arracher ma dent; elle était *barrée!* » Et
cependant, nous dentistes, dont les oreilles en sont
rebattues, nous en avons peu rencontré, dans le cours
de notre carrière. Pour ma part, je n'ose plus
chercher à calculer combien de milliers de dents j'ai
eu à extraire depuis vingt ans dans les cliniques et les
hôpitaux, et je n'ai vu que très peu de dents barrées.
Il en est d'elles comme des amis dont parle le fabu-

liste : Rien n'est plus commun que le nom ; rien n'est plus rare que la chose. Si l'on voulait se contenter d'une définition humoristique, on pourrait dire : « La dent barrée? C'est celle qu'on n'a pas pu avoir. » Et ceci correspond bien à l'opinion du public. En réalité, une dent est dite *barrée* quand deux racines soudées par leur sommet limitent entre elles un espace traversé par le tissu osseux de l'alvéole qui forme une véritable barre. Ceci dit, que doit-on penser d'une dent cassée au cours de l'extraction, et que doit-on faire? Faut-il achever l'extraction quand même, à tout prix? Cela dépend beaucoup des circonstances. Si c'est une dent qu'on enlève pour faire de la place aux autres, dans un cas de redressement, également si c'est une dent de lait, oui, il faut tout enlever. S'il s'agit d'une dent cariée, distinguons : dans le cas de carie du troisième degré, quand la dent casse pendant l'opération, la pulpe se trouve à découvert, au ras de la gencive, et il en résulte une douleur très vive, bien difficile à calmer ; car on ne peut y appliquer le pansement destructeur, puisqu'il n'y a plus de cavité pour le maintenir ; on n'a guère d'autre ressource que de brûler le nerf au thermo-cautère ou au galvano-cautère, ce qui ne procure aucun agrément au patient. Aussi je ne trouve nullement ridicule la conduite de certains dentistes qui commencent par détruire la pulpe au moyen d'un pansement, pendant qu'il y a encore une cavité dans la couronne, quitte à remettre l'extraction au lendemain, lorsqu'ils prévoient que la dent pourra se casser dans l'extraction. Si cet accident survient alors, la douleur n'est que peu de chose et n'oblige pas à poursuivre immédiatement l'intervention jusqu'au bout ; car, si généralement, il y a avantage à le faire, parfois, au contraire, la fatigue ou l'état de faiblesse du patient s'y opposent, et on est bien forcé de remettre la suite *au prochain numéro*. S'il s'agit d'une dent donnant lieu à des abcès ou des fistules, il est bien certain qu'il y faudra revenir. Dans le cas contraire, il arrive que la dent, douloureuse avant la tentative d'extraction, cesse de l'être et le patient garde parfois le chicot assez longtemps sans en souffrir. C'est également ce qui peut avoir lieu pour les dents abandonnées à elles-mêmes et que les progrès de la carie ont réduites à l'état de chicots. Que deviennent alors ces racines? N'étant pas maintenues par les dents antagonistes, qu'elles ne rencontrent plus, elles sortent lentement de l'alvéole, et finissent au bout d'un temps fort long, par venir à fleur de gencive; c'est ce qui les rend alors très faciles à extraire pour M. X..., qui est un *malin*, tandis que M. Y..., qui les avait cassées quand elles étaient difficiles, n'est qu'une *mazette :* et c'est ainsi qu'on écrit l'histoire.

La fracture du corps même de l'os de la mâchoire est excessivement rare aujourd'hui, avec les instruments qui nous servent à l'extraction; de même pour la luxation des dents voisines, ou leur extraction par erreur, ou glissement du davier; ce fait implique nécessairement maladresse ou négligence de la part de l'opérateur, ou bien mouvements désordonnés du patient, ce qui est le cas le plus fréquent.

Quant à la douleur qui persiste ou même apparaît pendant plusieurs jours après l'extraction, j'y reviens encore, bien que j'en aie déjà touché quelques mots, car elle est une complication peu rare, surtout quand il y avait périostite. La plaie opératoire s'infecte souvent alors, l'os maxillaire s'enflamme, surtout si c'est à la mâchoire inférieure, et cette ostéite reste douloureuse pendant une dizaine de jours au moins. Il faut donc veiller aux suites des extractions, et ne pas se croire guéri complètement, aussitôt que la dent est enlevée. Quand un locataire a déménagé, on prend bien le soin de nettoyer son appartement ; il faut en agir de même avec l'alvéole, et en le tenant excessivement propre, on évitera presque à coup sûr tous ces désagréments.

Une autre complication qu'il n'est pas au pouvoir du patient de prévoir ni de prévenir, c'est l'*hémorragie*, je n'entends pas, par là, le peti. écoulement de sang qui suit toute extraction de dei . et qui dure habituellement de quelques minutes à une demi-heure. Mais, s'il se prolonge au delà d'une heure et sans diminuer d'intensité, il y a lieu de s'en préoccuper. Parfois aussi il s'arrête peu de temps après l'extraction pour se montrer à nouveau plusieurs heures, parfois même un ou deux jours après ; c'est alors qu'il s'agit véritablement d'hémorragie. Disons de suite que cette complication est plutôt rare, et en tout cas ne semble nullement en rapport avec la difficulté plus ou moins grande qu'a pu présenter l'extraction. Généralement, si l'écoulement sanguin provient de veines déchirées, il s'arrête assez facilement, le sang bave et le caillot peut se former, qui sert en quelque sorte de bouchon au vaisseau béant, dont les parois ont tendance à s'accoler. Mais, s'il s'agit d'une artère le sang gicle par saccades, le vaisseau n'a aucune tendance à se fermer, et il faut intervenir, car la perte de sang peut devenir très sérieuse par sa continuité. On a proposé nombre de moyens hémostatiques (moyens pour arrêter l'hémorragie). On court d'abord chez le pharmacien, qui vous donne du perchlorure de fer, ou mille autres choses dont vous n'obtiendrez presque jamais de résultat pour différentes raisons, dont la principale est que vous ne saurez pas les appliquer. Je regrette d'avoir à le dire; mais il y a encore des médecins et même des dentistes qui ne savent pas arrêter une hémorragie alvéolaire. Et, pourtant, c'est bien simple; il vous suffira de raisonner un peu avec moi pour vous en convaincre.

Lorsqu'une hémorragie se produit dans les parties molles et dans un endroit à découvert, deux ressources s'offrent à nous; si on peut isoler le vaisseau ouvert, on le serre dans une ligature, comme on ferait d'un tuyau de caoutchouc mobile, et le sang cesse de couler; si, au contraire, on ne peut isoler le vaisseau, parce qu'il adhère aux parties voisines, il suffit, en *attendant le médecin*, de le comprimer d'une façon quelconque pour obtenir le même résultat; c'est comme si on aplatissait un tuyau de plomb contre un mur pour l'empêcher de fuir. Mais, quand l'hémorragie a lieu dans le fond d'une cavité, et d'une cavité dure, incompressible, comme l'alvéole, ce n'est pas ainsi qu'il faut faire la compression; il faut imiter le procédé des matelots pour *aveugler une voie d'eau*. Retenez bien ceci, car c'est d'une extrême importance si l'hémorragie vous prend loin de tout secours immédiat. Commencez par bien laver la bouche pour la débarrasser des caillots qui gênent et empêchent de voir. Faites ensuite laver ou lavez vous-même au moyen d'une poire à injection, la plaie avec de l'eau *très chaude*, 50° si vous pouvez le supporter. Souvent cela suffira, sinon, mettez alors au fond de l'alvéole de l'antipyrine en poudre, puis de petits morceaux d'amadou que vous y déposez avec une précelle, puis des morceaux d'amadou de plus en plus gros, bien fortement tassés, jusqu'à ce que le patient ne puisse plus fermer la bouche qu'en serrant fortement les mâchoires; passez-lui un mouchoir sous le menton, serrez-le bien sur le sommet de la tête, qu'il reste une heure sans ouvrir la bouche *sous aucun prétexte*, et je parie cent contre un que l'hémorragie sera arrêtée; vous voyez que le procédé est à la portée de toutes les bourses et de toutes les intelligences, il suffit de le connaître.

Si, par impossible, l'hémorragie persistait, faites demander votre médecin qui a des ressources que vous n'avez pas pour en venir à bout.

Une dernière remarque en passant; il y a toute une catégorie de sujets, dits hémophiliques, qui pour la moindre piqûre, ont des hémorragies très abondantes; ceux-là ont raison de redouter l'extraction des dents, car il est chez eux particulièrement difficile d'arrêter les hémorragies.

J'en ai fini avec les complications des extractions et, par suite, avec l'étude de la carie dentaire, dont l'extraction représente le dernier traitement possible, quand tout autre a échoué ou se montre irréalisable [1].

---

1. Même après l'extraction, il reste une ressource suprême, c'est la réimplantation de la dent, après nettoyage, obturation de la cavité et des canaux, et résection (suppression) du sommet malade de la racine. On peut également implanter une autre dent soit fraîche, soit sèche, dans l'alvéole. Enfin, il y en a qui ont été jusqu'à creuser un alvéole artificiel dans le maxillaire pour y implanter une dent sèche, longtemps après une extraction.

Ces différentes opérations constituent les variétés de ce qu'on a appelé : greffe dentaire.

Je veux vous entretenir maintenant d'une affection non moins commune et sur laquelle l'attention est attirée presque toujours trop tard, parce qu'elle est peu douloureuse, c'est la périodontite expulsive, plus connue sous le nom de pyorrhée alvéolaire.

PÉRIODONTITE EXPULSIVE

Ébranlement, déchaussement et chute des dents

Après la carie, c'est l'affection la plus commune du système dentaire, celle qui fait perdre le plus de dents, celle aussi qui a reçu le plus de dénominations différentes : gingivite expulsive, ostéo-périostite alvéolo-dentaire, gingivite arthro-dentaire infectieuse, arthrite alvéolaire, pyorrhée alvéolaire.

Sans nous attarder à la discussion scientifique de cette terminologie variée, qui nous entraînerait trop loin, bornons-nous à dire qu'il s'agit ici de cette maladie qu'ont en vue les personnes à qui vous entendez dire journellement cette phrase typique : « C'est drôle : mes parents avaient de bonnes dents ; elles sont toutes *tombées sans être gâtées.* » Chute spontanée et absence de carie, tels sont en effet les caractères les plus saillants de cette affection, les symptômes les plus visibles.

Mais comment se produit un pareil résultat ? Ce que nous avons dit des moyens d'attache des dents d'une part, et du milieu buccal d'autre part, nous permet de le comprendre assez facilement.

Dans la carie, nous avons vu les éléments infectieux de la bouche envahir l'intimité des tissus constitutifs de la dent, pénétrer à son intérieur, et détruire peu à peu sa substance en provoquant de vives douleurs ; c'est en quelque sorte la *guerre civile* pour la dent.

Dans la *périodontite expulsive*, c'est, au contraire, la *guerre étrangère*, avec les ennemis du dehors. Ceux-là ne cherchent pas à détruire la dent, mais à la détacher, et à *l'expulser*. Les éléments infectieux, au lieu de pénétrer dans la dent, se glissent autour d'elle, sous la gencive, entre elle et le ligament (ou périoste), qu'ils finissent par détruire ; la dent, se trouvant ainsi privée de ses moyens d'attache, finit par se dévier, s'ébranle et tombe, mais sans carie, et sans cavité, sans lésion apparente à l'œil nu pour les profanes, qui ne manquent jamais de s'écrier, quand ils ont leur dent dans la main : « Mais ma dent n'avait rien ; elle n'était pas malade ».

C'est, en somme, une périostite, mais très différente de la périostite consécutive aux caries du quatrième degré. En effet, cette dernière succède à une carie, et commence par le *sommet* de la dent, elle part de l'apex, du centre, elle est centrifuge ; l'autre, celle qui nous occupe ici, la périostite expulsive, part, au contraire, du collet de la dent, et remonte vers son sommet, elle est centripète. La première est douloureuse et n'a pas tendance à faire tomber la dent ; la seconde, presque indolore, a toujours pour résultat final la chute de cet organe.

Voyons maintenant les éléments nécessaires à la production de cette maladie, et leur mode d'action. C'est toujours la même chose : des agents infectieux, et une porte d'entrée, comme dans la carie. Les agents infectieux ? Ils ne manquent pas dans la bouche, il y a toujours de nombreux brigands guettant l'occasion propice, trop fréquente, hélas ! quand la police est mal faite. Pas plus d'ailleurs que pour la carie, il n'y a de microbes *spécifiques* de la périodontite expulsive, c'est une affection polymicrobienne. La porte d'entrée? c'est le décollement de la gencive. De même que dans la carie, toute destruction, chimique ou mécanique, de l'émail, ouvre la porte aux microbes; de même ici, toute cause qui décolle la gencive, agit dans le même sens. Tantôt, ce sont les appareils de redressement, tantôt les crochets des dentiers, ou même la plaque, certains fils ou caoutchoucs employés pour écarter deux dents; souvent les dents trop serrées produisent le même effet, principalement au niveau des canines, surtout au moment où l'éruption de la dent de sagesse vient encore augmenter le resserrement. *Mais, dans l'immense majorité des cas*, c'est le tartre qui se charge de la besogne, en se déposant au collet des dents, et qui fait l'office du levier du paveur, en train de *dépaver*.

Ces deux éléments locaux microbes et porte d'entrée suffisent à produire la maladie. Mais il convient de tenir le plus grand compte du terrain où elle évolue, c'est-à-dire du tempérament, de la constitution du sujet. On a remarqué, en effet, que ceux qui en sont le plus fréquemment atteints sont surtout des arthritiques, goutteux, rhumatisants, diabétiques, ataxiques, albuminuriques, etc., enfin les vieillards, même bien portants, nous en verrons tout à l'heure la raison.

A la vue, cette maladie revêt deux aspects différents : tantôt la gencive recouvre la racine de la dent jusqu'au collet, comme à l'état normal ; tantôt, au contraire, elle se retire plus ou moins loin vers la racine, on dit que la dent est *déchaussée ;* mais, dans un cas comme dans l'autre, le tissu osseux qui constitue la paroi alvéolaire, est disparu, résorbé, détruit lui-même comme le ligament par la suppuration qu'ont produite les éléments infectieux qui ont pénétré sous la gencive décollée. Il est facile d'en faire sourdre le pus en pressant la gencive depuis le sommet de la racine jusque vers le collet de la dent malade ; ce pus se montre d'ailleurs tout seul, sans qu'il soit besoin de faire la moindre pression, pour peu qu'il soit abondant. Inutile d'ajouter que la gencive participe généralement à l'inflammation de tous les éléments qui entourent la dent. On comprend maintenant aisément pourquoi les auteurs ont donné tant de noms variés à cette maladie, suivant le point de vue auquel ils se plaçaient : *pyorrhée alvéolaire* ne désigne en somme qu'un symptôme, l'écoulement du pus, lequel symptôme peut d'ailleurs manquer, ou n'être pas apparent.

Gingivite expulsive n'est pas exact, car ce n'est pas l'inflammation de la gencive qui fait tomber la dent. Les termes : *arthrite infectieuse, périodontite expulsive,* ont au moins l'avantage d'englober tous les éléments atteints et de rappeler à l'esprit le résultat final ; la perte de la dent par chute spontanée.

Nous avons dit que la suppuration n'était pas toujours apparente ; il y a, en effet, principalement chez les ataxiques, une forme sèche de la maladie, où l'on n'observe rien autre que le retrait de la gencive, et le déchaussement de la dent ; ces différences peuvent donner lieu à des discussions sur le nom même de la maladie, mais le processus suivant lequel la dent est mise à la porte de l'organisme est toujours le même, dans toute sa pureté ; résorption et disparition de l'alvéole : quand le mur est salpêtré, les clous qu'on y avait plantés ne tiennent plus et tombent. Admettons qu'il y a là un phénomène d'ostéite raréfiante, dont les causes peuvent varier, et qu'on retrouve, d'ailleurs, comme normal chez les vieillards dont la chute des dents ne reconnaît pas d'autre mécanisme.

Chez eux, les causes d'infection trouvent une résistance moins grande.

De tout ce que nous venons de dire, il est aisé de tirer l'explication des divers symptômes de la maladie. La gencive, au lieu d'être, comme à l'état normal, collée à la dent, ferme, mince et rosée, est, au contraire, décollée, ramollie, plus ou moins fongueuse et saignante, épaissie, rouge et même violacée; en pressant dessus, comme nous l'avons dit, on fait sourdre du pus au collet. Quand le ligament se prend, la dent commence par se dévier, puis s'ébranle et finit par être cueillie avec le doigt; avec le déchaussement, s'il ne porte pas sur tout le pourtour de la dent, elle peut conserver assez longtemps une solidité relative et qui surprend. Quant à la suppuration, ordinairement elle s'écoule au fur et à mesure le long du collet des dents, mais parfois, surtout à la mâchoire inférieure, elle se collecte en poche dans le cul-de-sac que forme la gencive décollée, et un abcès se constitue, comme dans le cas de carie du quatrième degré.

L'infection qui a débuté au niveau du collet peut remonter jusqu'au sommet de la racine et atteindre la pulpe qui se détruit, non sans provoquer des rages de dents, tout comme dans la carie ; mais ce sont plutôt des cas exceptionnels, de même que les fluxions, abcès et fistules résultant de la pyorrhée alvéolaire.

Détail important à noter : l'affection se borne rarement à une dent; elle en atteint plusieurs à la fois ou successivement, contagieuse de dent à dent dans la même bouche, et peut-être (?) d'une bouche à une autre, ce qui doit engager à éviter que la même brosse à dents serve à plusieurs personnes; car on a observé des cas de pyorrhée qui semblent s'être ainsi propagés.

Quelles sont les dents le plus fréquemment ou les premières atteintes? Cela est assez variable, mais d'une façon générale celles qui sont le plus exposées aux causes de décollement gingival que nous avons énumérées plus haut, et principalement celles qui ont du tartre, celles sur lesquelles on ne mange pas, les molaires qui n'ont pas d'antagonistes, et les dents de sagesse. Si les dents du devant semblent résister plus longtemps, c'est qu'on les nettoie généralement avec plus de soin.

Passons maintenant au traitement. « Au traitement? » direz-vous; « il y en a donc un? » Eh! oui, ne vous en déplaise, en dépit des pessimistes qui prétendent que l'issue de la maladie est la perte fatale et inévitable des dents, quoi que l'on fasse; pour ceux-là, il n'y a qu'une question de terrain : on est prédisposé ou non, on doit avoir la pyorrhée ou non, c'était écrit, et voilà tout; il n'y aurait qu'à se croiser les bras. C'est cette sorte de « fatalisme thérapeutique », qui conduit à l'abstention et a laissé perdre nombre de dents qu'on aurait pu sauver.

La vérité est tout autre, et l'intervention toujours efficace, surtout au début de la maladie. Il y a d'abord le traitement préventif qui consiste à empêcher l'éclosion de l'affection, en évitant les causes qui peuvent lui donner naissance, c'est dire qu'il faut surveiller à la fois le terrain et l'état local. Quel que soit l'état de santé, le nettoyage soigneux et quotidien de la bouche est de rigueur ; à plus forte raison, si l'on est arthritique, diabétique, etc., en un mot, si l'on offre un terrain prédisposé. On ne devra donc pas laisser le tartre séjourner au collet des dents et s'insinuer entre elles et les gencives. On sait que ce tartre est un dépôt de la salive, tout comme son homonyme est un dépôt de l'eau dans les chaudières à vapeur. L'écoulement de la salive étant à peu près continu, le dépôt de tartre l'est également ; il ne suffit donc pas de l'enlever de temps à autre, il faut le faire chaque jour. Il y a des salives qui fabriquent plus ou moins de tartre, mais toutes en contiennent ; il est donc impossible de l'éviter, sauf dans quelques rares bouches où les dents sont implantées avec une régularité parfaite, et où la mastication énergique et complète se charge du nettoyage. En dehors de ces cas plutôt rares, il faut se donner la peine de l'enlever. Mais comment doit-on s'y prendre ? C'est ici qu'il faut mettre les points sur les *i* ; car, à chaque instant, vous voyez des personnes qui ont la bouche parfaitement sale, et qui vous disent le plus sérieusement du monde : « Moi, je me nettoie la bouche tous les jours ! » Que serait-ce, grand Dieu si elles ne le faisaient pas ? Mais demandez-leur, s'il vous plaît, comment elles s'y prennent ? La plupart se *lavent* simplement la bouche ; les plus hardis s'essuient les dents avec « un petit linge bien usé ». Et c'est tout. Près de ces gens-là, passeront pour téméraires ceux qui emploient une brosse douce, en caoutchouc, ou en blaireau. Ceux-là encore croient bien faire, et c'est insuffisant, car ce n'est pas avec tout cela que vous enleverez les matières grasses, les parcelles alimentaires et surtout le tartre. Prenez-moi carrément une brosse ferme, je dirai même : dure, en crin ; mouillez-la dans un verre d'eau, soit bouillie, soit boriquée, soit additionnée d'un antiseptique ; puis passez cette brosse soit sur du savon, soit sur une boîte contenant de la poudre dentifrice, et frottez *énergiquement*. Ça vous fait mal? Ça saigne? Tant pis ; allez-y carrément. Quand il n'y aura plus de tartre, ça ne saignera plus, et ça ne fera plus mal. C'est une absurdité de dire : « Je ne me brosse pas les dents, parce qu'elles saignent. » Il faut dire : « Mes gencives saignent parce que je ne me brosse pas habituellement les dents. » Si vous le faites mal, si vous faites semblant, c'est comme si vous ne le faisiez pas. Le savon a l'avantage d'enlever les corps gras, mais la poudre nettoie mieux mécaniquement, par frottement quand il s'agit d'enlever du tartre déjà dur ; en outre, elle est moins désagréable dans la bouche que la mousse formée par le savon. Quant aux pâtes et aux opiats, ils ont l'inconvénient de renfermer un principe sucré qui peut fermenter dans la bouche. En tout cas, quelque soit le dentifrice adopté, après s'être brossé énergiquement, je le répète, transversalement, et non de haut en bas, ou de bas en haut, il n'y a plus qu'à bien se rincer la bouche. Cette opération doit se faire au moins deux fois par jour, le matin et le soir, en se levant et en se couchant. La toilette du soir est particulièrement importante, car elle empêche les débris alimentaires de séjourner pendant la nuit dans les interstices dentaires, où les fermentations qu'ils subissent deviennent le point de départ des caries.

On me demande souvent s'il faut se laver la bouche à l'eau froide ou chaude, ou tiède. Il est certain que l'eau tiède est plus agréable, l'eau chaude nettoie mieux ; mais, si l'on n'a pas le temps d'en faire chauffer, cela ne doit pas excuser les négligents qui en profitent pour escamoter un nettoyage ; on peut très bien se contenter d'eau froide qui a au moins l'avantage, en faisant mal aux dents sensibles, de déceler la présence d'une carie qui aurait passé inaperçue sans cela ; car le liquide qu'on boit à table peut passer à côté du mal, et ne va pas fouiller tous les coins et recoins, comme le liquide avec lequel on se *rince* la bouche.

En voilà assez sur cette question ; je résumerai ma pensée en disant : la brosse, c'est le meilleur dentiste. Nous pouvons, en un mot, dans l'immense majorité des cas, prévenir et éviter la périodontite expulsive.

Je suppose, néanmoins, qu'elle soit installée dans notre bouche ; nous avons des dents déchaussées, et si par *bonheur*, ce sont des incisives, nous nous en apercevons rapidement, en nous faisant risette dans la glace. Il faut sans retard aller trouver le dentiste. Le mal est-il plus avancé ? La gencive est-elle rouge, épaissie, décollée ? Y a-t-il suppuration ? Allez-y encore. Même s'il y a déviation et ébranlement prononcé, il peut encore être temps d'enrayer le mal. S'il n'est pas trop grand, on en viendra à bout au moyen de cautérisations avec certains médicaments à la fois caustiques, astringents et antiseptiques. Parfois il sera nécessaire de recourir aux pointes de feu, mais elles demandent à être appliquées avec discernement, sans quoi on pourra vous en mettre à perpétuité sans rien améliorer. Pour cela, il est nécessaire, bien entendu, que le dentiste sache bien où est le mal, en quoi il consiste, et c'est là ou jamais qu'il ne faut pas confondre autour avec alentour. En effet, ce n'est pas *sur* la gencive qu'est le mal, mais entre la gencive et la dent, dans le sillon de décollement, véritable clapier où se forme le pus; c'est ce clapier qu'il faut vider, nettoyer, cautériser, gratter, brûler et surtout détruire, dût la dent en paraître plus déchaussée, car tant qu'il restera sur son pourtour une portion saine de ligament et d'alvéole, elle pourra tenir bon, même si elle est bien déchaussée sur les deux tiers de son pourtour. Lorsque ce traitement énergique est appliqué avec discernement, on est tout surpris de la rapidité et de l'excellence des résultats.

Prenons une période plus avancée, où certaines dents sont fortement ébranlées, il y a encore moyen de les maintenir en les ligaturant aux dents voisines plus solides.

Si, enfin, les dents sont trop branlantes, allongées et déviées au point de devenir une gêne douloureuse, il n'y a plus qu'à les enlever.

Mais, à part une forme très rapide, foudroyante, de périodontite qu'on trouve chez les diabétiques, la maladie a évolué en général assez lentement pour qu'on ait pu solliciter à temps l'intervention du dentiste.

ACCIDENTS DE DENTITION

Nous avons étudié au chapitre de l'*Anatomie et de la Physiologie* la formation et l'évolution des dents, mais en supposant que tout se passait normalement, sans occasionner aucun trouble dans l'organisme. En réalité, il n'en est pas toujours ainsi et très souvent l'*éruption* des dents s'accompagne de nombreuses manifestations pathologiques.

Si nous en avons rejeté l'étude après celle de la carie et de la périodontite expulsive, c'est que tout ce que nous venons de dire au sujet de ces deux affections si communes nous aidera à comprendre plus facilement le mécanisme des *accidents de la dentition*.

Constatons tout d'abord la diversité des opinions, à cet égard, qui est bien faite pour étonner et troubler le jugement des personnes impartiales et de bonne volonté qui veulent savoir à quoi s'en tenir.

Certaines gens mettent volontiers sur le compte de l'éruption des dents tous les symptômes morbides observés chez les enfants, au moment même de la première dentition. « Je ne connais pas, dit le Dʳ Labonne, de théorie plus dangereuse, de superstition, car c'en est une véritable, que celle de l'influence morbigène de l'éruption des dents. Elle couvre d'une étiquette fausse toutes les maladies de l'enfance, laissant les parents dans une inaction des plus funestes. L'enfant est en torpeur, ne demande pas le sein ? *c'est les dents*. A-t-il de la dyspepsie, des vomissements, de la diarrhée, voire du choléra infantile, de la constipation, de la laryngite, de la bronchite, de la pneumonie, de l'anémie : *c'est les dents* et *toujours les dents*.

Et les animaux, qui présentent, eux aussi, des phénomènes bronchiques, intestinaux, nerveux, dans le jeune âge, pourquoi ne dites-vous pas que ce sont les dents et allez-vous chez le vétérinaire? Telle est l'opinion la plus répandue, principalement chez les nourrices et les personnes ignorantes des choses de la médecine. D'autres, au contraire, en plus petit nombre, considèrent l'éruption des dents en général, et des dents de lait en particulier, comme un acte absolument physiologique comparable à la croissance des cheveux et des ongles, et absolument innocent de tous les accidents qu'on lui impute : diarrhée, vomissements, convulsions, méningite, toux, éruptions sur la peau, etc., exception faite, bien entendu, pour les accidents locaux qu'on observe sur la gencive.

Cette dernière manière de voir, diamétralement opposée à l'autre, et peut-être un peu trop exclusive, fut celle d'un maître en art dentaire, le Dr Magitot; il est assez curieux de constater que ce sont ceux qui connaissent le mieux les dents qui sont le moins portés à les incriminer.

« Ces deux opinions contraires, comme le fait remarquer M. Bertrand, ne sont pas d'ailleurs inconciliables; il est certain qu'on observe de la salivation, de l'engorgement des ganglions sous-maxillaires, des convulsions parfois chez les enfants nerveux et impressionnables à l'excès. Il faut ajouter que la plupart de ces enfants sont prédisposés à ces complications, et qu'en cherchant bien, il serait assez facile de trouver, soit dans les antécédents héréditaires, soit dans la complexion même du sujet, les causes de cet état pathologique qui, dans l'immense majorité des cas, n'a pas de suites graves. »

Le Dr Cruet jette un pont sur l'abîme qui sépare les deux opinions contraires; son explication, aussi simple qu'ingénieuse, rend parfaitement compte de tous les phénomènes observés; nous ne pouvons mieux faire que de lui laisser encore la parole : « Les accidents *locaux* de l'éruption des dents peuvent donner lieu à la plupart des symptômes *généraux* observés et en fournir l'explication. Dans le plus grand nombre des cas, l'*infection* locale nous donnera la clef de tous les phénomènes. Lorsque la dent est sur le point de faire son éruption, qu'elle a aminci la gencive, la muqueuse se laisse facilement pénétrer par les éléments infectieux qui se trouvent dans la bouche; entre le sommet de la dent et la muqueuse amincie se produit un petit foyer infectieux aboutissant souvent à un véritable abcès avec suppuration plus ou moins abondante. Ce petit abcès est toujours précédé de rougeur, douleur et gonflement, mais peut avorter si la gencive est incisée au début. Chez de jeunes enfants, on comprend dès lors que cette infection, bien que très *localisée*, donne lieu à de violents accès de fièvre, à des troubles digestifs dus à la difficulté de téter, ou à des troubles nerveux[1]. » « La nature de l'élément infectieux et sa virulence, ainsi que l'état général de l'enfant, rendent compte de la

1. *Loc. cit.*

gravité plus ou moins grande de ces accidents. » « Si les *accidents généraux* paraissent exister *seuls*, au moment d'une période d'éruption des dents, ils doivent être rattachés sans hésitation à d'autres causes, *mais* seulement si un examen attentif de la bouche de l'enfant ne fait pas reconnaître les lésions locales dont le rôle est prépondérant[1]. »

Étant donné ce que nous venons de dire, il est facile de comprendre l'utilité d'une hygiène bien comprise pour éviter les accidents de dentition.

Et tout d'abord, sans vouloir remonter jusqu'au déluge, la constitution de la mère a une importance capitale sur la formation et l'évolution des dents de l'enfant ; les sels de chaux doivent entrer pour une large part dans son alimentation. Il est évident qu'un enfant vigoureux percera plus facilement ses dents qu'un rachitique. Puis il faut veiller à la qualité du terrain où ces organes vont apparaître, je veux dire : réaliser l'asepsie de la bouche. Que le sein ou le biberon, ou la cuiller où l'enfant boit, soient toujours parfaitement propres. Que l'on nettoie la bouche de l'enfant, après chaque tétée, avec une eau alcaline, Vichy ou Vals. Proscrivez impitoyablement les hochets et autres corps durs qui risquent d'excorier la gencive. Si, malgré tout, se produisent les petits abcès dont nous avons parlé, ou que la dent, visible sous la gencive amincie, n'en finisse pas de percer, n'hésitez pas à faire intervenir le médecin ou le dentiste ; une petite incision faite à propos fera tout rentrer dans l'ordre.

Quant aux sirops dits de dentition, ils ne sont pas destinés à faciliter l'éruption des dents, mais plutôt à

---

1. *Loc. cit.*

calmer les douleurs qui en résultent ; les deux plus connus sont ceux de Delabarre et de Houdé.

Tout ce que nous venons de dire s'applique aux accidents de la première dentition, et a trait exclusivement aux dents de lait. Cela ne veut point dire que le travail de la seconde dentition se fasse toujours sans encombre, mais c'est relativement rare, soit que l'enfant, étant plus âgé, résiste mieux à l'infection, soit que les symptômes qu'il présente donnent lieu à moins d'erreurs de diagnostic. En dehors des accidents proprement dits, il y a lieu de se préoccuper d'une question non moins importante, d'un inconvénient sérieux, dont les conséquences engagent tout l'avenir de la bouche et auxquelles il est plus difficile de remédier, je veux parler de l'implantation vicieuse des dents définitives. L'éruption des dents de remplacement, plus volumineuses, sauf les prémolaires, que les dents de lait correspondantes, et occupant sur le bord alvéolaire une plus large place, doit s'accompagner d'un développement parallèle des mâchoires. Mais si ce développement est insuffisant, les dents trouvant une place trop étroite se placeront dans des positions vicieuses, sortiront avec plus de difficultés et seront ultérieurement plus prédisposées à la carie. Il importe à cet égard de prémunir les parents contre une erreur trop répandue, et qui est celle-ci : Croire qu'il n'y a aucun intérêt à conserver les dents de lait jusqu'au moment de leur remplacement et les faire extraire souvent plusieurs années avant cette époque. La mâchoire se rétrécit comme à la suite de toute extraction, et les dents définitives n'ont plus leur place ; en outre, l'épaisseur de la gencive cicatrisée depuis longtemps au-dessus de la dent permanente peut être un obstacle très grand à sa sortie. — *Moralité?* me direz-vous. Ne laissez pas gâter les dents de lait, sous prétexte qu'elles sont temporaires; nous aussi, nous n'avons qu'un temps à vivre; et, si elles se gâtent, faites-les soigner à *temps*, pour n'être pas *obligés* de les extraire trop tôt, en raison des douleurs qu'elles causeraient, et des accidents qu'elles détermineraient (abcès, fistules, etc.), sans compter qu'en même temps le germe de la dent de remplacement peut se trouver compromis. Enfin, que si les dents de seconde dentition donnent lieu à des accidents locaux infectieux, voyez le dentiste sans hésiter; il fera le nécessaire. Quant aux *implantations vicieuses*, aux *anomalies* qu'on n'aura pas su ou pu éviter, elles sont presque toujours justiciables de l'intervention de l'homme de l'art, et, sans vouloir entrer ici dans des détails techniques arides, disons d'une façon générale qu'il est presque toujours possible d'y remédier, avec du temps, de la patience, et... de l'argent. Ces trois éléments sont indispensables; car les redressements sont parfois fort longs, non seulement pour obtenir le résultat désiré, mais aussi et surtout pour le maintenir; des mois et des années ne sont pas de trop dans certains cas, et il faut de la patience à l'enfant pour supporter les appareils de redressement, non pas tant à cause de la gêne ou de la souffrance qu'ils occasionnent qu'en raison des moqueries dont ils les rendent l'objet de la part de leurs camarades. Quant au nerf de la guerre, il entre en jeu forcément pour une large part, car il faut souvent modifier, changer, refaire les appareils, puisque les déplacements réalisés modifient constamment l'état de la bouche, ainsi d'ailleurs que l'évolution des dents qui ne sont pas en cause dans le redressement.

Sans vouloir entrer dans une description détaillée de toutes les anomalies qu'on peut observer, disons néanmoins quelques mots des plus intéressantes.

Nous avons vu, au chapitre de *l'Anatomie et de la Physiologie*, comment les mâchoires et les dents doivent se rencontrer normalement, c'est-à-dire qu'en avant les dents du haut débordent un peu celles du bas; si malheureusement c'est le contraire qui se produit, c'est le menton de galoche, très vilain, surtout de profil, et qui donne à la physionomie quelque chose de dur. On peut y remédier au moyen d'appareils appropriés.

Il peut arriver, au contraire, que les dents antérieures de la mâchoire supérieure soient tellement portées en avant qu'elles ne se croisent plus du

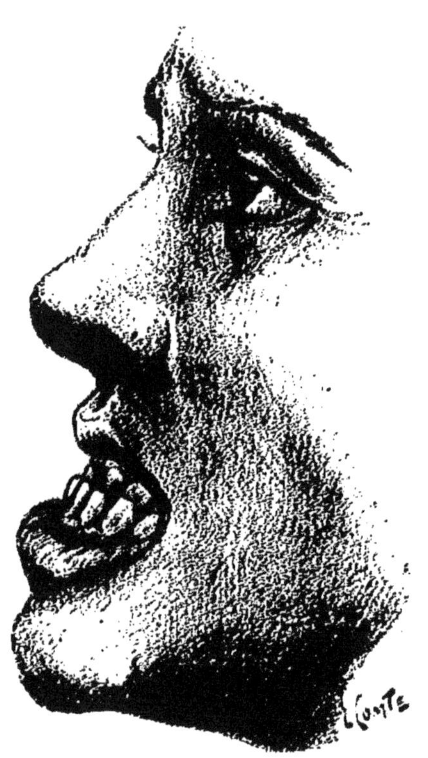

Fig. 30. — Anomalies. — Projection en avant du maxillaire inférieur, menton de galoche.

tout avec celles du bas; elles ne les rencontrent plus, et ne peuvent plus faire avec elles office de ciseaux; le porteur ne peut plus couper le fil avec ses dents; il serait également très empêché de manger des asperges et artichauts crus : les dents du bas mordent alors dans le palais, qu'elles peuvent même ulcérer. La mâchoire supérieure, au lieu de former une courbe parabolique, un fer à cheval, est plutôt en carène, en bréchet de poulet ; ses deux moitiés se rencontrent à angle plus ou moins aigu. Dans ces cas, la voûte du palais est également rétrécie, et surélevée en forme d'ogive. Neuf fois sur dix, pour ne pas dire toujours, les sujets qui sont affectés de cette légère difformité, qui peut parfois être fort disgracieuse, respirent mal par le nez, et dorment la bouche ouverte. Cela tient en général à la présence de végétations ou de polypes dans les arrière-fosses nasales ; la respiration nasale s'en trouve entravée, les sinus maxillaires et le reste de l'os maxillaire supérieur se développent mal, et il en résulte l'ensemble d'anomalies que nous venons de décrire. — *Moralité :* Quand vous voyez un enfant qui tient

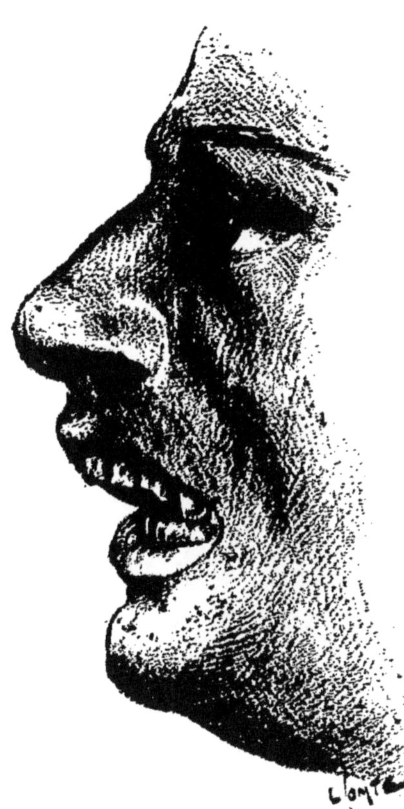

Fig. 31. — Anomalies. — Projection en avant du maxillaire supérieur.

constamment la bouche ouverte, et ronfle en dormant, surveillez-le et faites-le examiner par un médecin, ou au besoin par un spécialiste des maladies du nez et de la gorge, vous préviendrez ainsi de nombreux et sérieux inconvénients qui nuisent considérablement au développement de tout l'organisme.

Les deux genres opposés d'anomalies portent plutôt sur la mâchoire que sur les dents elles-mêmes, dont les rapports sont néanmoins troublés, mais par ricochet. Il peut se faire, au contraire, des anomalies ne

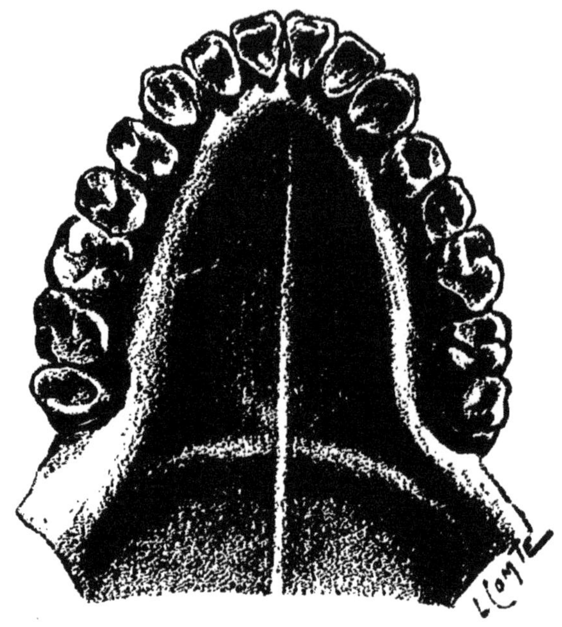

Fig. 32. — Voûte palatine présentant la forme ogivale
due à des végétations dans les fosses nasales.

portant que sur les dents, soit sur une, soit sur plusieurs. Ainsi une dent peut pousser en arrière de sa place normale ; c'est fréquent pour les incisives, surtout lorsque la dent de lait tarde trop à tomber ; la canine, au contraire, venant tard, dans une mâchoire étroite et déjà garnie en partie, a tendance à se pla-

8*

cer trop en avant. Les molaires sont généralement normales ; cependant il arrive fréquemment que les prémolaires se placent l'une en dedans de l'autre. Toutes ces irrégularités peuvent d'ailleurs se corriger, si le dentiste intervient à temps.

Enfin, je garde pour la bonne bouche une conformation plus rare : celle des bouches où les dents, au lieu d'être trop serrées, sont, au contraire, espacées ; on prétend que ce sont les dents du bonheur ! C'est une consolation pour ceux qui les ont.

Quant aux surdents, ou dents surnuméraires, il n'y a aucune règle fixe dans leur apparition ; le plus simple est de les garder, si elles ne gênent pas.

Nous n'en dirons pas plus long sur cette question, et nous aborderons en terminant ce chapitre les accidents de la troisième dentition, ou *accidents de dent de sagesse.* Ce ne sont pas, d'ailleurs, les moins redoutables, tant s'en faut.

Accidents de la troisième dentition. — Voici, en peu de mots, comment ils se produisent. La dent de sagesse pousse relativement tard, de dix-huit à trente-cinq ans, en moyenne. A cette époque, l'os a déjà achevé son développement ; la mâchoire est remplie, et surtout à la mâchoire inférieure, près de l'angle que forment la branche montante et la portion horizontale, la place est mesurée. Il en résulte que la dent de sagesse a tendance à mal se placer, et à sortir difficilement ; il y a d'abord de ce fait une sorte de compression lente qui produit une douleur sourde dans le corps de l'os, et se répercute jusqu'à la canine, ou s'irradie vers l'oreille ; *beaucoup* de douleurs d'oreille sont dues simplement à l'éruption de la dent de sagesse. Puis la dent finit, tant bien que mal, par percer la gencive; celle-ci forme autour d'elle une sorte de capuchon, où s'amassent les débris d'aliments, la salive, et les éléments infectieux de la bouche. La gencive s'enflamme, et souvent s'ulcère au contact de la dent antagoniste, si elle est déjà sortie; la suppuration s'établit, et l'infection gagne de proche en proche tout le voisinage. Par l'intermédiaire des vaisseaux lymphatiques, les ganglions (*vulgo :* glandes) se prennent, il y a adénite, et souvent même la joue se prend jusqu'au cou, et l'on a alors ces énormes phlegmons si douloureux, et qui peuvent devenir d'une exceptionnelle gravité. Car, si le pus ne trouve pas à se faire jour au dehors, il peut être transporté sur divers points de l'économie, et y causer des perturbations considérables, parfois même amener la mort, comme nous l'avons déjà vu en étudiant les complications de la périostite.

Enfin, il est un symptôme des plus pénibles qui vient encore assombrir le tableau, c'est la contracture des mâchoires, ou *trismus ;* les muscles masséters, englobés dans l'inflammation, restent contracturés, et le malade ne peut plus desserrer les dents; il devient alors impossible de l'examiner et de le soigner, si l'on ne triomphe pas de cette résistance qui ne peut être vaincue que sous le chloroforme.

Tous ces phénomènes se produisent presque exclusivement pour les dents de sagesse inférieures, *très rarement* en haut, où la place est suffisante, et les conditions plus favorables.

Comment prévenir et combattre ces accidents ?

En premier lieu, il est relativement facile de les prévoir, surtout dans une bouche où les dents sont déjà serrées. C'est dans le but d'en rendre impossible la production que certains praticiens, et non des moindres, ont proposé l'extraction des quatre premières grosses molaires, même saines, à plus forte raison, si, comme il arrive si souvent, elles sont cariées. Lorsque ces extractions sont faites avant l'éruption de la seconde molaire, celle-ci prend la place de la première, il n'y a pas de vide, et la dent de sagesse, venant beaucoup plus tard, aura toute sa place. Mais, si au moment où la dent de sagesse pousse, la bouche est au complet, il n'y a qu'à attendre et surveiller; lorsqu'elle a perforé la gencive, il faut faire une antisepsie sévère, et l'on évitera les accidents, qui sont toujours dus à l'infection. Si, comme il arrive fréquemment, on attend que les accidents se produisent, il faut se hâter de recourir à l'intervention du dentiste, et surtout ne pas attendre que l'on ne puisse plus ouvrir la bouche. Si le dentiste veut vous débrider la gencive, laissez-vous faire; moins que jamais, ce n'est à vous à diriger le traitement, la responsabilité est trop sérieuse; ce que vous pouvez faire, c'est de demander à ce que ce débridement soit fait au thermo-cautère plutôt qu'au bistouri; il y a à cela de nombreux avantages : propreté assurée, douleur et hémorragie moindres, et enfin le débridement fait reste acquis, tandis qu'une incision au bistouri se referme en peu de jours, et il faut recommencer; le feu, au contraire, détruit les tissus et c'est le meilleur des antiseptiques. De votre côté, faites les lavages qu'on vous prescrira, et très fréquents, ne vous contentez pas de vous *rincer* la bouche, mais injectez le liquide antiseptique au moyen d'une poire, d'une seringue, ou même d'un irrigateur, en un mot d'un instrument qui *projette*, de façon à bien déterger, nettoyer le capuchon de gencive et à en faire sortir toutes les saletés, disons le mot. Grâce à ces soins, le danger sera conjuré.

Si vous êtes assez négligent pour attendre que les plus graves accidents se produisent, il faut de toute nécessité vous résigner à subir les ouvertures d'abcès, grattages d'os, et surtout extractions de la ou des dents coupables, parfois même de la voisine, *dût-on*, pour y arriver, être obligé de vous endormir ; car *il peut y aller de votre vie, rien moins*.

ANOMALIES DENTAIRES

Nous avons vu, au début de ce travail, ce qu'est l'éruption normale des dents, ce qu'on nomme le travail de *dentition* ; nous venons de passer en revue tous les phénomènes qui se produisent quand cette éruption se fait mal, ce qu'on nomme les accidents de dentition.

Nous allons étudier maintenant les anomalies dentaires, c'est-à-dire toutes les déviations du type normal portant sur la forme, le nombre, le volume, la place, la direction, l'époque d'apparition des dents, ainsi que leur structure.

Nous serons aussi bref que possible pour ne pas augmenter indéfiniment les proportions de cet ouvrage.

Si toutes ces anomalies ne sont apparentes qu'une fois les dents poussées, elles se produisent auparavant, pendant la période d'évolution, d'abord en vertu des lois de l'hérédité, puis en raison de tous les troubles qui affectent l'organisme de l'enfant, depuis les premiers mois de la vie intra-utérine jusqu'à la fin de la première enfance, c'est-à-dire depuis que la dent commence à se former jusqu'à ce qu'elle soit complètement calcifiée. Pour l'instant, contentons-nous de cet énoncé ; nous développerons notre pensée à cet égard en étudiant les érosions.

Le volume des dents peut être exagéré ou diminué ; dans le premier cas il y a *gigantisme*, dans le second, *nanisme*. Il ne faut pas s'imaginer que les incisives centrales supérieures sont plus grosses qu'elles ne doivent être, *quand elles poussent ;* elles le *paraissent* seulement, par comparaison avec les dents de lait qu'elles remplacent, et aussi par comparaison avec les incisives latérales qui sont *normalement* plus petites; ce n'est pas pour rien, d'ailleurs, qu'on appelle les premières *grandes incisives*, et les autres, *petites incisives ;* la dénomination de palettes, touches de piano que donnent les parents aux incisives centrales, semblerait impliquer une anomalie qui n'est pas, en réalité. Ce sont plutôt les molaires et principalement les dents de sagesse qui peuvent avoir un volume considérable quant à la couronne.

Pour ce qui est des racines, on ne peut que le conjecturer, et on n'en est sûr qu'après extr.. ʼon ; elles peuvent par leur grosseur, par les renfle. ... ou les courbes qu'elles présentent, être une cause d extraction difficile ; nous avons déjà vu ce qu'on appelle une dent barrée (voyez : *Extraction*). Les courbures des racines sont parfois également un gros obstacle aux soins des racines, quand il s'agit de nettoyer leurs canaux. Nous en dirons autant de leur étroitesse, fréquente dans tous les cas d'anomalie de forme, et, lorsque les dents sont d'un très petit volume, comme il arrive souvent pour les incisives latérales. C'est ce qui fait que *toute* dent n'est pas *toujours* soignable avec *certitude* de succès.

De même que les autres anomalies, celles du

nombre sont beaucoup plus rares pour les dents de lait que pour les dents définitives. Elles peuvent être plus ou moins nombreuses que la normale. Les dents qui manquent le plus fréquemment sont les petites incisives du haut; la présence de la canine à côté de la grande incisive modifie l'aspect de la physionomie; cette absence est souvent héréditaire. Presque jamais la canine ne manque, ni les prémolaires, mais assez souvent les dents de sagesse, ce n'est d'ailleurs pas un mal. En tout cas, lorsqu'une dent de lait ne veut pas tomber et qu'on ne sent pas sous la gencive sa remplaçante, il ne faut pas l'arracher, car il y a des chances pour que la dent définitive ne sorte jamais.

Quant aux dents en trop, elles sont dites surnuméraires; cette anomalie ne porte guère que sur les incisives et les molaires, principalement les dents de sagesse; elles ont alors une forme plus ou moins conique, et se placent soit en dehors, soit en dedans de l'arcade, parfois entre les incisives centrales; mais il n'en faudrait pas conclure qu'une dent est surnuméraire parce qu'elle n'est pas dans la courbe de l'arcade. On peut, suivant qu'elles gênent ou non, les enlever ou les laisser. On ne doit pas les confondre avec les dents de lait persistantes, ce qui arrive parfois pour les canines, où l'on voit la dent temporaire persister à côté de la dent définitive.

Les anomalies de siège sont les plus fréquentes; c'est ainsi qu'on voit dans les mâchoires étroites les dents se placer comme elles peuvent, les incisives en arrière de leurs voisines, les canines en avant; cela arrive surtout quand on a enlevé la dent de lait trop longtemps avant qu'elle soit remplacée. Rien n'est plus disgracieux et on doit tout faire pour corriger ce défaut, soit qu'une extraction donne la place nécessaire, soit qu'un appareil agrandisse la mâchoire. En tout cas, on ne doit pas, autant que possible, sacrifier les canines, indispensables à l'harmonie du visage.

Une dent peut sortir loin de l'arcade alvéolaire et nécessiter une véritable opération; de même elle peut rester incluse dans le maxillaire et donner lieu à de violentes névralgies. C'est pourquoi il est si important que le dentiste fasse toujours un examen très minutieux de toute la bouche (les rayons X peuvent rendre grand service).

Notons, en passant et à titre de simple curiosité, qu'on peut rencontrer des dents dans des points du corps très éloignés de la bouche; tel est le cas des kystes dermoïdes où on a trouvé des dents et des poils, fait qui s'explique d'ailleurs très bien, quelque invraisemblable soit-il, par la théorie de l'inclusion fœtale ; mais ceci nous entraînerait loin de notre sujet.

Les anomalies de direction sont également fréquentes ; les dents peuvent se trouver trop en avant (antéversion), trop en arrière (rétroversion), inclinées de côté, soit en dedans, soit en dehors, en éventail, on encore retournées sur leur axe; ce qui n'a pas toujours grande importance pour des molaires devient extrêmement disgracieux pour des incisives.

Heureusement, il est presque toujours possible d'intervenir efficacement pour améliorer les choses; il sera parfois possible, comme le fait remarquer le Dr Cruet, « d'éviter l'emploi d'appareils gênants ou coûteux, en laissant agir la nature, en l'aidant dans son œuvre, en donnant intelligemment la place qui manque, et on n'aura recours aux moyens mécaniques que si on n'a pas obtenu le résultat désiré plusieurs mois après les extractions. On pourra alors appliquer les appareils nécessaires, et obtenir un déplacement considérable des dents. Dans ce travail, la dent ne quitte pas son alvéole, elle « l'entraîne » dans ses déplacements et le fixe en quelque sorte au point où elle s'arrête définitivement, à condition qu'on reste dans les limites de l'*arcade alvéolaire*, car le tissu alvéolaire ne se formerait pas en dehors de ce plan. »

Il nous est impossible d'entrer ici dans la description des moyens employés, c'est l'affaire du dentiste et non du patient.

Passons maintenant aux anomalies dans l'époque de l'éruption ; celle-ci peut être précoce ou tardive.

Il est rare que des enfants viennent au monde avec des dents, comme Louis XIV, c'est une gêne pour le bébé qui tette, et pour la nourrice ; on doit toutefois éviter de les extraire. Nous avons vu que normalement les premières dents poussent à six mois, et qu'au delà, on compte une dent par mois environ. Néanmoins, il arrive souvent de nombreux retards, surtout chez les enfants chétifs ; pendant la période de l'allaitement, cela n'a pas une importance capitale, mais au moment du sevrage il en est autrement, il faut alors le retarder, sans quoi on s'exposerait à de graves désordres du côté de l'intestin.

Les dents permanentes suivent en général les dents de lait, comme précocité ; il y a plutôt lieu de s'en préoccuper lorsque l'éruption en est tardive, ce qui se voit surtout pour les canines et les dents de sagesse. Les canines manquent alors de place et se mettent en surdents, ce qui est disgracieux ; quant aux dents de sagesse, nous avons vu déjà quels accidents graves pouvait entraîner leur éruption ; elles font d'ailleurs totalement défaut dans un dixième des cas, chez les races civilisées principalement.

Si une dent de lait tarde à tomber, se bien garder de la faire enlever sous prétexte de hâter la sortie de la dent définitive.

Enfin il peut arriver, comme nous l'avons déjà dit, que la dent définitive sorte, la dent de lait restant ; s'il n'y a pas irrégularité dans l'arcade, il n'y a qu'à les laisser.

Anomalies de structure

Enfin, les dents peuvent avoir une structure anormale, c'est-à-dire que leurs éléments constitutifs affectent une disposition autre que d'habitude. De ces anomalies, les unes ne peuvent être décelées que par le microscope ; nous les laissons de côté pour ne nous occuper que de celles visibles à l'œil nu, qui modifient l'aspect extérieur de la dent. Ce sont des taches, généralement brunes, parfois blanches, dénotant alors un émail crayeux, et tout prêt à devenir la porte d'entrée d'une carie ; ce sont encore des dépressions ou des fissures de l'émail qui peuvent aller jusqu'à l'ivoire et présentent le même inconvénient.

C'est enfin l'*érosion* qui constitue la plus importante de toutes ces anomalies. Les dents atteintes d'érosion (la couronne, bien entendu) paraissent rongées par place, cette usure affecte des dispositions variées : pointillé, sillon, etc. ; sur les grosses molaires, la face triturante (celle qui broie) peut ressembler à un gâteau de miel. L'érosion est plus rare sur les dents de lait que sur les dents permanentes; quand une dent en est atteinte, la symétrique l'est de même. Ce sont les dents de douze ans et les dents de sagesse qui échappent le plus souvent. L'érosion a été attribuée à une foule de causes : les auteurs sont loin d'être d'accord sur ce sujet. Quoi qu'il en soit, elle résulte toujours d'un arrêt dans le développement normal des éléments qui constituent la dent, cet arrêt tenant lui-même à un trouble pathologique. Les uns ont incriminé les convulsions, d'autres le rachitisme, d'autres la syphilis héréditaire, les fièvres éruptives, etc. Pour le Dr Capdepont, qui a fait de l'érosion une étude magistrale, elle est toujours due à l'intoxication, à l'infection ; « car, dit-il, si l'on y réfléchit un peu, toutes les causes, si nombreuses soient-elles, invoquées par les auteurs, peuvent, en définitive, se ramener et se grouper autour d'elle. N'est-ce point l'intoxication qui se cache sous les expressions si vagues d'altérations humorales de l'organisme, de vices de la nutrition, etc. ? » N'y a-t-il pas infection dans la rougeole, la variole, la scarlatine, la coqueluche, la pneumonie, la fièvre typhoïde, les oreillons, l'érysipèle, la diphtérie, etc. Les convulsions même relèvent d'un empoisonnement du sang, car on les observe chez des enfants atteints d'affections de la peau.

Toutes ces affections ont une durée limitée pendant laquelle s'arrête le développement de la dent, et un retour brusque à la santé permet à ce développement une reprise nettement tranchée. « Nous aurons ainsi sur la dent comme un tracé des divers états morbides qui auront troublé la première enfance, une sorte de casier sanitaire indélébile. L'érosion est l'équivalent d'autres symptômes, tels que les lésions de la peau, des ongles, des poils, tels que les convulsions, mais elle s'en différencie parce que ce symptôme est permanent, *devient* et *reste* apparent, caractère qu'elle partage uniquement avec une affection de l'œil dénommée cataracte zonulaire. Et ceci aura une importance de premier ordre pour la détermination des tempéraments et des diathèses. »

Cette question si importante de l'érosion nous montre, mieux que toute autre, combien les dents sont solidaires de tout l'organisme, quelles relations étroites elles affectent avec le reste du corps, et combien il est nécessaire d'avoir fait des études *médicales complètes* pour être à même de les soigner en parfaite connaissance de cause.

La conclusion pratique à retirer de là, c'est que les dents atteintes d'érosion sont plus fragiles, plus faciles à se carier que d'autres; il faut donc les surveiller très attentivement, et redoubler à leur endroit les soins qu'on donne en général à des dents bien venues. J'ai vu dans ces conditions les dents les plus érodées résister indéfiniment, pendant que dans des bouches malpropres les plus belles et les meilleures dents disparaissaient successivement, entières (par périodontite expulsive) ou en morceaux (par carie). Le voilà bien le triomphe de l'antisepsie.

Nous en avons maintenant terminé avec tout ce qui concerne les maladies des dents; il nous reste encore à dire quelques mots des accidents qui peuvent les atteindre. Et, d'abord, il y a l'*usure*, laquelle tient à deux causes : *primo*, une diminution de vitalité de la dent, qui, comme une vieillesse prématurée, la met en état de moindre résistance, et en second lieu, une façon particulière de mordre, d'articuler, qu'on appelle le *bout à bout*. Ce mode d'articulation, rare dans une bouche complète, devient de plus en plus fréquent au fur et à mesure que les molaires disparaissent. Instinctivement on cherche à les remplacer dans leurs fonctions par les dents du devant, dont le tranchant s'émousse et se change en plateau, les ciseaux cherchent à devenir meules ; l'émail s'use et s'amincit ; il arrive un moment où l'ivoire suit le mouvement ; la pulpe mal protégée devient douloureuse, et il faut la détruire ou la protéger au moyen de petitescalottes. Une forme d'usure spéciale est l'*abrasion chimique* du collet des dents, due à l'acidité, soit de la salive, soit de certains produits dentifrices, soit enfin à l'abus du sucre, comme dans certaines professions ; les dents qui en sont atteintes sont excessivement sensibles et par cela même difficiles à soigner.

Quant aux chocs et aux coups de toutes sortes que subissent les dents, ils peuvent déterminer depuis le simple *ébranlement* jusqu'à la *fracture* ou la *luxation* complète. Dans les cas légers, il y a douleur, et mobilité pendant quelques jours, puis tout rentre dans l'ordre. Parfois le ligament est déchiré, l'alvéole brisé et la dent a tendance à tomber, parfois même elle tombe ; avec des soins donnés à temps, grâce aussi à une rigoureuse antisepsie, on peut espérer conserver la dent. Dans d'autres cas, la seule lésion apparente est une cassure de la dent, sans mobilité ; si la pulpe n'est pas à découvert, il n'y a généralement pas lieu d'intervenir; s'il en est autrement, la douleur et la sensibilité au moindre contact, ainsi qu'au froid et au chaud, ne permettent pas de rester les bras croisés ; il faut que le dentiste intervienne de suite et détruise la pulpe avant qu'elle s'infecte. D'ailleurs, dans les cas en apparence bénins, il arrive souvent que la pulpe, bien que non découverte, ait eu sa vitalité compromise par le choc, ou qu'une fissure inaperçue lui apporte l'infection qui la gangrènera et amènera par la suite, des *années plus tard*, abcès, fistules, etc. Ceci est particulièrement fréquent après une chute sur la bouche ou le menton, et l'on voit six et huit ans après apparaître à la région mentonnière une fistule due à une dent morte ; la cause a été oubliée par le malade, et le dentiste n'a pour se guider dans son diagnostic qu'un changement de couleur peu accusé de la dent coupable.

AFFECTIONS OU MALADIES DE LA BOUCHE

A. — D'ORIGINE DENTAIRE

Nous avons étudié assez longuement les maladies des dents avec toutes leurs conséquences : périostite, fluxion, abcès, fistules, etc., lesquelles disparaissent généralement avec la cause qui leur a donné naissance. Il n'en est pas toujours de même, et les lésions de voisinage peuvent être prépondérantes au point de laisser dans l'ombre leur cause originelle, ou d'y survivre : telles sont les adénites, les fistules, les kystes, les sinusites, et certains accidents du côté de l'œil et de l'oreille dont nous dirons quelques mots, ainsi que des névralgies. Ce n'est qu'après que nous passerons en revue rapidement les autres maladies de la bouche qui, sans être, à proprement parler, d'origine dentaire, ne sont pas néanmoins complètement indifférentes à l'existence des dents et à leur présence dans la bouche.

Adénites

On désigne sous le nom d'adénite l'inflammation des ganglions lymphatiques, ce qu'on appelle vulgairement, mais improprement : glandes. Car les gan-

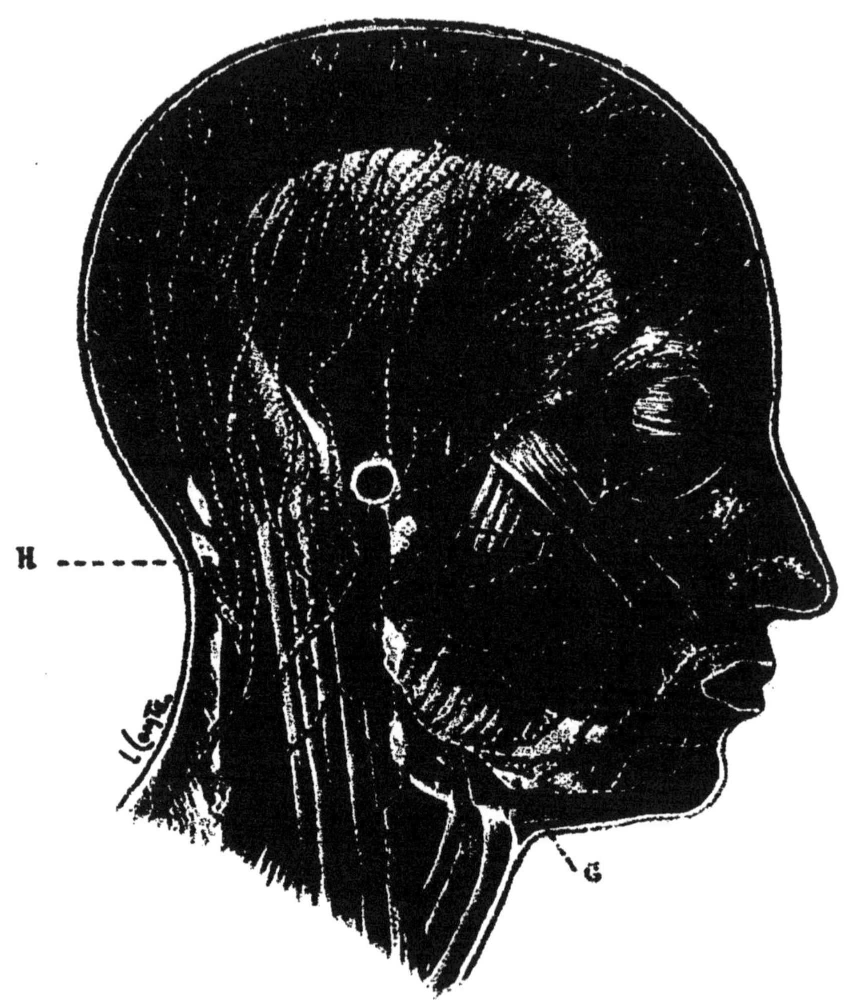

Fig. 33. — Vaisseaux lymphatiques de la voûte du crâne et de la face.

G. Ganglion sous-maxillaire, siège fréquent d'adénite (glandes vulgairement) à la suite d'une carie dentaire ; — H. Ganglions sous-occipitaux si souvent augmentés de volume dans la syphilis.

glions et les glandes sont choses essentiellement différentes. Les glandes sont des organes de sécrétion,

c'est-à-dire qui séparent certaines substances du sang pour former des produits nouveaux, très variés d'ailleurs : c'est le lait (glandes mammaires), la sueur, les larmes, la bile, etc. Pour bien comprendre ce que sont les ganglions, disons deux mots du système dont ils font partie.

« Le système *lymphatique* comprend un ensemble de vaisseaux qui se présentent sous la forme d'un cône dont le sommet s'abouche dans le système veineux, et la base (constituée par les capillaires lymphatiques) se trouve en rapport avec divers tissus, notamment la peau et les muqueuses. Dans ces membranes, les origines des capillaires lymphatiques ont lieu par des réseaux primitifs si superficiels qu'on peut regarder la base du cône lymphatique comme formée par les membranes épithéliales elles-mêmes ; aussi, quand on dépose une substance dans la peau (ou dans une muqueuse), c'est comme si elle était déposée dans l'origine des lymphatiques ; de là sa rapide absorption. Elle se mêle à la lymphe pour se déverser avec elle dans le torrent circulatoire.

« Sur le trajet des vaisseaux lymphatiques, se trouvent développés des *ganglions*, lieux de production des globules blancs. Le système lymphatique est la voie d'absorption des liquides qui ont traversé les parois des vaisseaux sanguins ; il préside à un véritable drainage des tissus. Il est aussi l'une des voies d'absorption des substances qui ont traversé les surfaces épithéliales. »

Quant aux *épithéliums*, « ce sont des couches de cellules revêtant les surfaces internes de l'organisme ; ils ont pour fonction de présider aux échanges entre le milieu intérieur (sang et lymphe) et le milieu extérieur. Par leurs déchets (fonte et desquamation) les épithéliums des diverses muqueuses donnent les mucus. »

Nous ne pouvions mieux faire que de citer textuellement ces passages du cours de physiologie de Mathias Duval.

Le lecteur peut ainsi se rendre compte aisément de ce qui se passe dans l'adénite, et comment elle se produit. Dès qu'ils ont trouvé une *porte d'entrée*, les éléments infectieux contenus dans la cavité buccale sont absorbés par les vaisseaux lymphatiques qui les transportent jusqu'aux ganglions ; là ils sont arrêtés et ont à lutter contre les globules blancs, qui sont chargés de les détruire ; c'est cette lutte qui se traduit par l'augmentation de volume, l'inflammation et parfois la suppuration des ganglions. Qu'il s'agisse d'une infection banale, ou diathésique (syphilis, tuberculose, cancer), ce sont les véritables témoins, les dénonciateurs de l'infection. Toute excoriation (à plus forte raison ulcération) de la muqueuse buccale peut servir de porte d'entrée, il en est de même pour les cavités de caries. Pour le prouver, il suffit de connaître l'expérience de Kerner, citée dans la thèse de Blum (Paris, 1900 : *Du rôle des dents dans quelques infections*). Kerner ouvre une dent de chien (vivant), en altère la pulpe et y dépose du bleu de Prusse, puis obture la dent. Trois jours après, il sacrifiait le chien, et les ganglions lymphatiques qui dépendaient de la dent mise en expérience présentaient les traces de l'infiltration par le bleu de Prusse. « Des microbes habituellement inoffensifs dans la cavité buccale peuvent, en s'isolant et en pénétrant dans l'organisme à la faveur d'une lésion dentaire, récupérer la virulence perdue et déterminer de graves accidents; le bacille de Koch lui-même peut envahir par cette voie les ganglions où il s'arrête, et l'adénite devenir le point de départ d'une tuberculose généralisée. » « Il n'est pas douteux, dit le Dr Blum, que si toute dent malade était convenablement traitée, surtout chez l'enfant, le nombre des adénites tuberculeuses diminuerait considérablement. » Il s'en faut, bien entendu, que la tuberculose soit la seule cause des adénites dues à la pénétration de microbes venus de la bouche.

Si la bouche est infectée, la moindre plaie peut suffire.

Les dents atteintes de caries du quatrième degré, ou de périodontite constituent le point de départ le plus fréquent de ces adénites dont le siège habituel est sous l'angle de la mâchoire inférieure. Le patient s'en aperçoit d'abord à ce qu'il sent une petite boule, grosse comme une bille, qui roule sous le doigt; c'est ce qu'il appelle une glande ; c'est le ganglion qu'on ne sent généralement pas à l'état normal, et qu'on perçoit nettement dès qu'il est gonflé par l'inflammation. Lorsque celle-ci s'étend, plusieurs ganglions se prennent, ainsi que le tissu cellulaire environnant, et le tout s'empâte ; c'est alors que surviennent ces énormes phlegmons si graves, dans le cas d'accidents de dents de sagesse, par exemple. Outre les dents, toute excoriation de la muqueuse buccale peut servir de porte d'entrée à l'infection, soit une infection banale, purement locale, comme dans les *ulcérations simples* de la bouche, soit une infection particulière, comme c'est le cas dans les ulcérations tuberculeuses, cancéreuses ou syphilitiques. Même en dehors de toute ulcération de la muqueuse, on tend à admettre aujourd'hui qu'une simple carie dentaire peut être le point de départ d'une adénite tuberculeuse. Dans tous ces cas, l'adénite n'a plus la forme aiguë et rapidement grave dont nous parlions plus haut ; elle revêt au contraire une allure chronique, et il est parfois assez difficile d'en trouver la cause. Il faut évidemment commencer par examiner attentivement les dents avant d'invoquer une autre cause ; or, sont plutôt rares les bouches en assez bon état pour qu'aucune dent ne puisse être incriminée ; cela peut se rencontrer néanmoins, et j'en vois un exemple précisément en ce moment. Mais j'ai remarqué une chose bizarre et paradoxale ; c'est que les dentistes auraient tendance à incriminer les diathèses (syphilis, cancer, tuberculose), et les médecins, au contraire, plutôt les dents. J'ai présent à la mémoire un cas qui s'est présenté à ma consultation de l'hôpital X... Un malade atteint d'adénite du cou m'est envoyé, après avoir passé par la consultation de chirurgie où, n'ayant pas trouvé la cause, on lui dit : « Adressez-vous au dentiste ». Cet homme était à peine entré que je fus frappé d'un détail, à distance : c'est que ses ganglions malades ne siégeaient pas dans la région sous-maxillaire, où on les rencontre ordinairement, quand leur inflammation reconnaît une origine dentaire. Je dis donc aux élèves présents : « *A priori*, avant d'ouvrir la bouche de ce malade, je ne crois pas que ses dents soient coupables. » En effet, nous l'examinâmes tous avec la plus minutieuse attention, et nous ne pûmes trouver la moindre dent douteuse. En revanche, trois questions bien posées suffirent à nous montrer clairement que cette adénite était d'origine syphilitique, comme le prouva d'ailleurs l'amélioration rapide par le traitement spécifique.

Malheureusement le diagnostic n'est pas toujours aussi facile, et diverses causes peuvent se trouver réunies chez le même patient ; s'il y a des dents qu'on soit en droit d'incriminer, il faut les guérir ou les supprimer, et, si alors l'adénite persiste, c'est au médecin seul qu'il appartient d'en établir la cause et d'en instituer le traitement.

Fistules d'origine dentaire

On donne ce nom à des trajets anormaux partant d'une dent (ou de son alvéole) pour aboutir à un point plus ou moins éloigné de la muqueuse ou de la peau, point qui est dit : orifice de la fistule. Cet orifice peut se trouver sur la gencive, tout près, au-dessus ou au-dessous (suivant la mâchoire) de la dent malade, parfois entre deux dents également malades, parfois loin du point d'origine.

La fistule peut encore traverser la joue, et venir s'ouvrir sur la peau, en des points très variables et dans certains cas très éloignés ; c'est ainsi qu'on a cité une fistule consécutive à un accident de dent de sagesse, qui était venue s'ouvrir sous la clavicule. Tout cela dépend des résistances que rencontre le pus pour se frayer un passage. Nous rappelons seulement pour mémoire que ces fistules sont la suite d'une carie pénétrante infectée, d'un accident d'évolution de la dent de sagesse, ou enfin d'un coup ou d'un choc ayant déterminé, sans lésion apparente, la mortification d'une dent. L'important est de trouver la cause ; quant au traitement, c'est l'affaire du dentiste. Suivant les cas, la dent pourra être conservée ou extraite, et la fistule *guérie*, terminaison impossible à obtenir si, croyant avoir affaire à une lésion autre, on ne songeait pas à traiter la dent malade.

Kystes radiculaires

Nous ne pouvons entrer ici dans tous les détails de cette question; qu'il suffise au lecteur de savoir qu'à la suite de certaines caries pénétrantes, il peut se former, au lieu d'abcès, des poches à développement très lent, indolore, et dont le malade ne s'aperçoit que lorsqu'elles ont atteint le volume d'un pois, d'un haricot, d'une noisette. Il croit alors à une tumeur, et son anxiété devient grande; s'il s'agit vraiment d'un kyste, le pronostic n'est pas grave ; il faudra, il est vrai, sacrifier le plus souvent la dent reconnue coupable, et traiter le kyste à part, si, comme il arrive ordinairement, la poche n'est pas venue tout entière, suspendue au bout de la racine; mais, en somme, avec des soins éclairés, la guérison s'obtient.

Sinusites d'origine dentaire

On appelle ainsi l'inflammation de la muqueuse du sinus maxillaire, à la suite d'une carie infectée d'une des dents de la mâchoire supérieure, soit qu'il se forme un abcès qui vient s'ouvrir dans le sinus, soit que l'infection gagne de proche en proche. Bien que toutes les dents du haut puissent être incriminées, c'est le plus souvent la dent de six ans qui donne lieu à ces accidents. Il va de soi que la première chose à faire est d'enlever la dent. On pratique même cette extraction lorsque la dent est saine et que la sinusite reconnaît une origine non dentaire. C'est que l'extraction de cette dent, en laissant béant son alvéole, ouvre la meilleure voie pour pénétrer dans le sinus et y pratiquer les différentes opérations destinées à en amener la guérison.

Si la sinusite est récente, il suffira souvent de lavages antiseptiques bien faits pour que tout rentre dans l'ordre ; sinon, la guérison sera longue et difficile à obtenir, à moins de recourir à certains procédés chirurgicaux qui donnent d'ailleurs d'excellents résultats. Disons, en passant, qu'avec quelques douleurs sous-orbitaires, le signe auquel un patient pourra se croire atteint de sinusite est le suivant : il mouche du pus par la narine correspondant au côté malade, et le pus s'écoule spontanément par cette narine, lorsqu'il penche fortement la tête en bas et en avant.

Accidents oculaires

Les complications des caries dentaires peuvent retentir sur les yeux, bien que la réciproque ne soit pas vraie. L'infection du périoste peut se propager dans le voisinage, surtout par l'intermédiaire du sinus, et déterminer des accidents inflammatoires variés, soit du côté de la cavité orbitaire, soit dans les parties molles qui l'entourent (qui ne connaît ces phlegmons où le gonflement des paupières est tel qu'il masque l'œil ?), soit dans la conjonctive, etc., etc. Les rapports qui existent entre les vaisseaux de l'œil et ceux des dents rendent compte de tous ces phénomènes ; nous en dirons autant des filets nerveux, ce qui explique la fréquence des névralgies et des réflexes qui retentissent sur l'organe de la vue à la suite de lésions dentaires siégeant à la mâchoire supérieure. Lorsque ces lésions ne sont pas douloureuses, le patient et le médecin lui-même ne songent pas à leur influence sur la production des troubles oculaires, et souvent une guérison qui s'est fait attendre en ne soignant que les yeux se manifestera rapidement dès qu'on se sera adressé à la cause, qui dans l'espèce sera presque toujours une périostite consécutive à la carie, plus rarement une simple pulpite, ou même une carie non pénétrante. Il est à remarquer que les troubles oculaires se montrent toujours alors du côté de la dent malade, et non du côté opposé.

Ce sont toutes ces constatations qui ont fait croire à l'existence d'une dent de l'œil, la canine. En réalité, comme l'a dit un plaisant : « Il n'y a pas de dents de l'œil ; il n'y a que des dents de la bouche. » D'ailleurs, la canine n'a pas le monopole de cette influence, et toutes les dents du haut peuvent, par leurs lésions, provoquer des accidents oculaires. Certaines personnes, comprenant d'une façon très étroite les rapports des filets nerveux destinés à l'œil et aux dents, s'imaginent à tort que la canine et le globe de l'œil sont reliés par un véritable cordon, et qu'on ne peut extraire l'une sans compromettre l'autre. C'est une légende funeste, en ce sens qu'elle a inspiré de telles craintes que des patients ont laissé s'installer chez eux les plus graves complications, plutôt que de faire procéder à une extraction qui les eût soulagés et guéris immédiatement. La seule part de vérité qu'il y ait dans cette croyance, c'est que la canine est presque toujours une dent qui tient bien, et dont l'extraction est par cela même plus pénible. Mais il y a toujours la ressource de recourir à l'anesthésie.

Accidents auriculaires

Moins fréquents sont les retentissements des lésions dentaires sur l'oreille, tout au moins sous la forme inflammatoire ; car, sous forme de névralgies, il n'en est pas de même. Que de douleurs dans l'oreille ou au-devant de l'oreille, méconnues dans leur cause, ont disparu subitement avec les soins donnés à une dent malade (généralement à la mâchoire inférieure).

L'évolution de la dent de sagesse donne presque toujours de l'otalgie, il ne faut pas l'oublier.

Ceci nous amène tout naturellement à parler des

Névralgies faciales

Elles sont, neuf fois sur dix, d'origine dentaire. Nous ne parlons pas, bien entendu, des douleurs ressenties dans la dent elle-même et généralement provoquées par le contact, la pression ou une impression de froid ou de chaud. Non ; nous entendons par névralgie une douleur irradiée en un point de la face, douleur vive, qui dure et se reproduit par accès. Les points les plus douloureux communément se rencontrent au-dessus et en dessous de l'orbite, ainsi qu'au menton ; ce sont les points d'émergence des nerfs, les points où ils

sortent de l'os pour devenir superficiels. D'une façon
générale, une dent de droite ne donnera pas de né-

Fig. 34. — Schéma de la distribution des nerfs des dents, et
leurs relations avec les nerfs de la face, destiné à faire comprendre les points douloureux dans la névralgie faciale.

vralgie à gauche, mais en revanche une dent du haut
peut donner une névralgie dans la partie inférieure
de la face, *seulement du même côté.* Toutefois, les
névralgies provoquées par les dents de la mâchoire

supérieure ont plutôt leur siège du côté de l'œil et de la tempe, celles dues aux dents d'en bas, du côté et au devant de l'oreille, bien qu'il n'y ait là rien d'absolu.

Dans quels cas les dents malades donnent-elles lieu à des névralgies? En cas de pulpite et de périostite. Toutes les fois qu'un malade souffre de névralgie faciale, son premier soin devra être d'aller trouver son dentiste, car, je le répète, il y a neuf chances sur dix pour que la cause du mal soit dans sa bouche, et il suffira de soigner ou d'extraire *la* ou *les* coupables pour le guérir. Si, au contraire, il n'y a rien du côté de ses dents, il est de toute évidence qu'il faudra aller trouver le médecin. Mais je ne crains pas de rabâcher ici un conseil déjà donné plus haut : avant de dire que les dents n'y sont pour rien, faites faire un examen des plus minutieux; *méfiez-vous des caries cachées.*

Il y aurait beaucoup de choses intéressantes à dire sur le mode de production de ces névralgies; mais cela dépasserait le cadre de cet ouvrage; il suffit au lecteur d'être mis en garde pour cesser d'être victime.

Il est cependant une forme très particulière de névralgie faciale que l'on ne guérit qu'avec une extrême difficulté, je veux dire le *tic douloureux de la face.* C'est un véritable *tic* en ce sens qu'il y a spasme, convulsion des muscles de la face; le malade est pris de son accès subitement, à propos de l'acte le plus simple, comme celui de bâiller, de se moucher, de tousser, d'éternuer, même de parler ou de manger. La douleur est brutale et atroce, l'œil pleure, et le côté correspondant de la face se congestionne immédiatement ; cela dure de quelques secondes à plusieurs minutes. Les accès sont intermittents et peuvent se répéter un très grand nombre de fois, à intervalles plus ou moins rapprochés. Leur fréquence et la crainte de les voir apparaître détrempent les plus solides courages ; j'ai vu des malheureux qui en étaient atteints préférer mourir de faim plutôt que de risquer de provoquer en mangeant un nouvel accès. Il en est même que le désespoir et la souffrance ont poussés au suicide ; car tous les médicaments essayés en pareil cas ont presque toujours été impuissants. Cependant, bien que je sois opposé en principe à toute réclame, je dois à la vérité de dire que j'ai obtenu de très notables soulagements avec la cérébrine bromo-iodée.

Qu'est-ce donc qui constitue la gravité du tic douloureux de la face, et comment le guérir?

Causé parfois par des dents atteintes de pulpite, de périostite, ou même de périodontite expulsive, on le rencontre également, peut-être même plus souvent en des points du rebord alvéolaire dépourvus de dents, ce qui lui a valu, dans le cas d'absence totale de ces organes, le nom de *névralgie des édentés*. On invoque alors l'hypothèse d'une extrémité de filet nerveux emprisonné dans la cicatrice de la plaie que la chute de la dent a laissée. De là tous les traitements d'ordre chirurgical qui consistent à débrider, cautériser et détruire la gencive, le périoste, et même l'os dans le rebord alvéolaire.

Certains chirurgiens ont même été jusqu'à pratiquer l'élongation ou la résection du nerf, qu'on est allé chercher jusqu'à son origine en quelque sorte. Et, malgré cela, certaines guérisons n'ont pu être obtenues ; ce sont des cas absolument désespérants qu'on ne souhaiterait pas à son pire ennemi. Quoi qu'il en soit, c'est là ou jamais qu'il ne faut se confier qu'à un dentiste éclairé et consciencieux.

J'en ai fini cette fois avec les lésions de voisinage qui sont sous la dépendance directe des affections dentaires, et nous allons aborder, mais plus succinctement, l'étude des autres maladies de la bouche.

B. — AFFECTIONS BUCCALES PROPREMENT DITES

Stomatites

On désigne sous ce nom l'inflammation de la muqueuse buccale, inflammation qui peut se manifester sur les joues, les lèvres, la langue (glossite) ou les gencives (gingivite).

Que faut-il pour produire cette inflammation?

Toujours la même chose : une porte d'entrée, et des éléments infectieux. Ce qui fait la variété des *stomatites*, c'est la variabilité même des éléments infectieux, et du terrain sur lequel ils évoluent, c'est-à-dire la constitution même du malade et son état général. « La bouche est un réservoir inépuisable de microbes. Logés dans le tartre, dans les interstices ou les cavités des dents (cariées, bien entendu), mélangés aux débris épithéliaux et au mucus buccal, la moindre porte d'entrée leur suffit. L'affaiblissement, la débilité, l'anémie qui accompagnent ou suivent les affections générales, leur préparent d'ailleurs un terrain favorable où l'affection n'a plus qu'à évoluer. » Ces quelques lignes du Dr Cruet résument toute l'histoire des stomatites ; la conséquence au point de vue du traitement est bien facile à déduire : soigner l'état général, et faire localement une bonne antisepsie. Par là on obtiendra la guérison et on préviendra même la maladie.

Ces considérations préliminaires étant bien établies vont jeter une grande clarté sur ce qui suit. Néanmoins, pour se reconnaître dans les nombreuses variétés de stomatites, un fil conducteur est nécessaire ; nous adopterons à cet effet la classification du Dr Cruet, comme étant la plus claire et la plus logique.

La voici en deux mots :

Quand l'élément infectieux est bien défini, la stomatite est dite *spécifique ;* exemple, la stomatite *aphteuse.* Dans ce cas, ou bien l'inflammation de la bouche constitue à elle seule toute la maladie, comme c'est le cas pour le muguet, et la stomatite spécifique est dite primitive, ou bien elle n'est qu'une localisation d'une affection générale, comme il arrive dans la syphilis ; la stomatite spécifique est dite alors *secondaire,* c'est-à-dire qu'elle vient secondairement, postérieurement à d'autres manifestations sur divers points de l'organisme.

Quand l'élément infectieux n'est pas défini, et qu'il s'agit d'une association de microbes, la stomatite n'est plus spécifique, elle est dite *septique,* et alors peut constituer toute la maladie ou, au contraire, être l'expression locale d'un empoisonnement par des substances telles que le mercure, le plomb, etc. Dans ce dernier cas, elle est dite toxique.

Résumons rapidement les différents traits intéressants de ces formes de stomatites.

La première catégorie, celle des stomatites spécifiques primitives, renferme seulement deux variétés, la stomatite aphteuse et le muguet.

Tout le monde connaît le muguet, mais beaucoup croient à tort qu'il est l'apanage exclusif des jeunes enfants. On le rencontre également chez les vieillards et, d'une façon générale, chez tous les malades graves à la période d'épuisement final (fièvre typhoïde, cancer, etc.).

Il est produit par un parasite végétal, sorte de champignon dont la nature n'est pas encore indiscutée. Limité ordinairement à la bouche, il peut envahir les voies digestives et aériennes. Il se développe surtout quand la salive est diminuée ou absente, et de préférence dans les bouches malpropres. En ce qui concerne les nouveau-nés, on l'évitera assez facilement en prenant de grands soins de propreté relatifs au sein, au biberon et à la bouche de l'enfant; il est bon de la lui laver avec de l'eau de Vichy; on peut aussi lui en mélanger une cuillerée dans chaque flacon de lait, quand il est au biberon.

Si le muguet s'est déclaré, on doit enlever les plaques blanches qu'il forme avec un linge sec, puis laver avec du bicarbonate de soude en solution, et passer ensuite un pinceau imbibé d'un collutoire au borax.

Quant à la stomatite aphteuse, elle revêt deux formes : l'une fébrile, avec de nombreux aphtes très rapprochés; l'autre, sans fièvre, très bénigne, où se montrent seulement quelques aphtes isolés, sur la muqueuse des lèv   n des joues. Pour la plupart des auteurs, cette maladie est la même qu'on rencontre dans les étables sous le nom de cocote ; la contagion à l'homme se ferait par le lait, le beurre, le fromage, ou les mains des personnes qui soignent et traient les vaches. On voit d'après cela quelles sont les précautions à prendre (faire bouillir le lait) et les dangers à écarter.

Il sera bon de faire laver la bouche avec du salicylate de soude à 3 0/0, et si les ulcérations persistent, se multiplient ou se montrent trop douloureuses, il y aurait lieu de les cautériser, mais ceci rentre dans le domaine de l'homme de l'art, et il ne serait ni facile ni prudent de le faire soi-même.

Les aphtes sont souvent comme les clous, et se sèment en quelque sorte, et, sans être absolument chroniques, se répètent fréquemment chez certaines personnes dont la bouche est mal soignée et l'état général laisse à désirer ; une antisepsie sévère en détruit généralement le microbe et en empêche la réapparition. Je citerai à l'appui un exemple curieux en parlant de la stomatite mercurielle.

Passons maintenant aux stomatites spécifiques secondaires. Elles sont une manifestation locale d'états généraux graves, comme nous l'avons déjà dit, et se rencontrent dans la diphtérie, la tuberculose, le cancer et la syphilis. Ces trois dernières affections donnent lieu à des ulcérations dont le diagnostic est parfois fort difficile ; car leur aspect n'est pas tellement caractéristique qu'il soit impossible de les confondre. Dans tous les cas, l'antisepsie buccale est de rigueur, ainsi que la suppression de toutes les causes d'irritation ; les lavages de la bouche avec une solution de chloral à 1 0/0 donnent de bons résultats.

Il va de soi que le traitement le plus important est celui de la maladie générale dont la stomatite n'est qu'une localisation.

Nous ne nous attarderons pas sur le cancer et la tuberculose, mais nous devons consacrer quelques instants à la syphilis buccale ; cette question présente en effet un intérêt considérable tant par la fréquence de l'affection que par sa contagiosité. Elle est par cela même la plus redoutable, mais en même temps la plus évitable ; il importe donc au plus haut point de la bien connaître, d'autant mieux qu'une certaine pudibonderie, bien néfaste aux jeunes gens, en cachant la lumière sous le boisseau, laisse ignorer le danger, triste moyen de les en préserver.

Nous empruntons la majeure partie de ce qui suit à l'excellent ouvrage du Dʳ Jozan [1], que le lecteur fera bien de consulter pour plus amples détails sur une question si importante.

Tout le monde sait que la syphilis est une maladie *contagieuse*, ne se développant pas *spontanément*, par conséquent, mais résultant de la transmission à un sujet sain, par un sujet qui en est atteint, du virus syphilitique. Un virus est un agent vénéneux qui pénètre dans notre organisme de différentes façons et dont l'action imprègne *tout* notre organisme, aucun point de notre corps n'y échappant ; tel est le cas pour la variole, et aussi pour le vaccin. Il en est de même, bien entendu, pour la syphilis ; la bouche se trouve donc atteinte, comme tout le reste de l'individu ; mais,

---

1. *Traité pratique des maladies des voies urinaires* (Garnier frères).

avant d'entrer dans le détail des lésions qu'on y rencontre, quelques mots sont encore nécessaires pour éclairer notre sujet.

Les symptômes de cette maladie ont été classés en trois périodes : les accidents *primitifs, secondaires* et *tertiaires*.

L'accident primitif est constitué par le *chancre*, sorte d'ulcération dont la sécrétion est la principale cause de contagion.

Les accidents secondaires, qui apparaissent plus tard, se manifestent surtout sur la peau et les muqueuses ; c'est à cette période qu'on trouve dans la bouche les *plaques muqueuses*.

Enfin les accidents tertiaires se rencontrent surtout dans le tissu cellulaire sous-cutané, les muscles et les os. Leur principal caractère consiste dans le dépôt, au sein de la trame de nos tissus, d'une matière ayant tendance au ramollissement et à la suppuration (gomme).

Outre le pus sécrété par le chancre, beaucoup des accidents consécutifs à l'accident infectant sont contagieux. Le sang d'un syphilitique peut être un agent de contagion ; le lait d'une nourrice syphilitique le sera également, s'il passe sur un chancre du sein ; nous en dirons autant de la salive, s'il existe un chancre ou des plaques muqueuses dans la bouche.

En résumé, pour qu'il y ait *contagion*, il faut qu'il y ait *contact du liquide virulent avec un tissu organisé.* Le mode de transmission le plus ordinaire consiste donc dans l'inoculation du virus sur un point de la peau ou de la muqueuse d'un individu sain. Mais il *n'est pas nécessaire pour cela qu'il y ait contact entre l'individu sain et le malade.* Car, de même que le virus variolique et le virus vaccin, le virus syphilitique peut être recueilli sur une plaque de verre, dans un tube, conservé un certain temps et ne rien perdre de ses propriétés infectantes. C'est ce qui explique les contagions *médiates*, qui, au lieu de se faire d'un sujet malade à un sujet sain, immédiatement, directement, s'opèrent par l'intermédiaire d'un organe qui reste sain, ou par l'intermédiaire d'un objet inanimé. On peut donc contracter la syphilis en buvant dans un verre après un syphilitique ; de même, un dentiste peut la communiquer pas ses instruments, s'il ne les a pas parfaitement stérilisés. On voit d'ici les faces multiples d'un pareil danger, et combien il est parfois peu exact d'appeler la syphilis une maladie vénérienne; car, dans les cas que nous venons de citer, on ne peut dire que Vénus soit en cause.

Tous ces points étant bien établis, et ils sont de la plus extrême importance, nous pouvons aborder maintenant l'étude des manifestations buccales de la syphilis.

« La bouche est un des sièges de prédilection de la syphilis ; on y rencontre des accidents de toutes les périodes : chancres, plaques muqueuses, gommes, et la leucoplasie buccale dont nous parlerons et qui est souvent d'origine syphilitique. On remarque, en outre, au début de la période secondaire, une rougeur cuivrée, persistante, diffuse, avec un semis de petits points plus rouges : c'est l'angine des syphilitiques. » On observe également des taches grises et jaunes, sur les amygdales, grossies alors, ainsi que des ulcérations rebelles, à la suite des plaques muqueuses.

Pendant la période tertiaire, les parties profondes sont envahies par les gommes; il y a des altérations osseuses, « dont l'existence se traduit par d'affreux ulcères indolents, à bords déchiquetés, à fond blafard grisâtre, qui peuvent s'étendre et faire d'effrayants ravages, en nécrosant l'os et en produisant d'énormes séquestres. C'est par des accidents de cette nature que

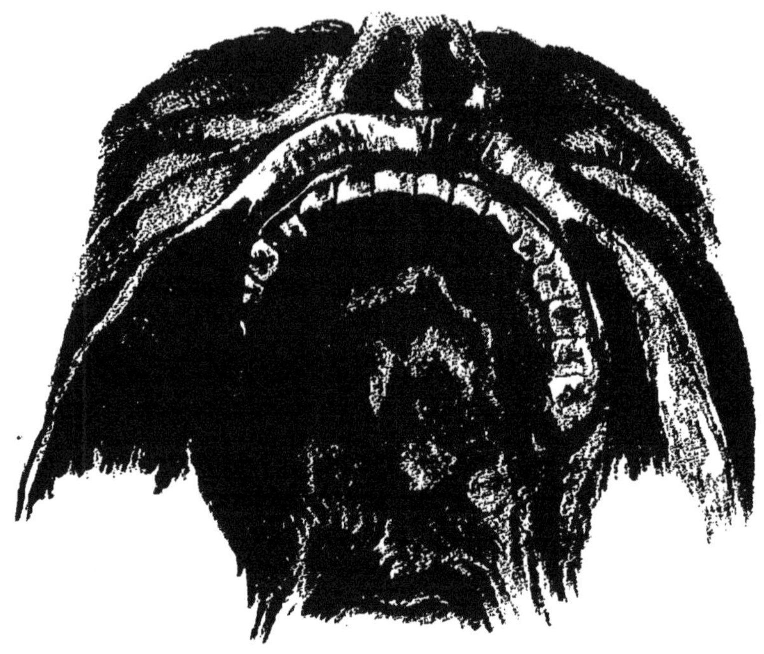

Fig. 35. — Ulcérations syphilitiques ayant rongé les os de la voûte palatine de manière à faire communiquer la cavité du nez et celle de la bouche par cette perforation.

s'établissent des communications hideuses entre le nez et la bouche, par la perforation de la voûte palatine, ainsi que l'aplatissement du nez, dont les os ont disparu, rongés par le mal. » Ces accidents ont une marche rapide, mais cèdent au traitement de la syphilis (mercure et iodure de potassium) ; avec cautérisations au nitrate acide de mercure. La langue est souvent atteinte à la période tertiaire ; il y a tantôt des syphilides ulcéreuses, tantôt de la sclérose diffuse (c'est-à-dire de l'induration) ; c'est la **glossite syphilitique**; enfin, on peut y trouver des gommes qui simulent le cancer ; mais l'influence qu'a sur elles le traitement par l'iodure de potassium permet d'écarter l'idée de cancer.

Le chancre peut se rencontrer dans toute la bouche, bien que plus fréquent aux lèvres. C'est une ulcération peu douloureuse, lisse, et donnant lieu à de l'adénite sous-maxillaire.

Les plaques muqueuses, plus fréquentes, se rencontrent également dans tous les coins de la bouche, et même sur l'isthme du gosier ; en général, elles ressemblent à des fissures, sauf sur la langue, où elles forment des papules larges et aplaties.

En résumé, les accidents syphilitiques montrent, mieux que tout le reste, combien il faut se méfier de tout ce qui touche la bouche, comme étant d'une promiscuité particulièrement dangereuse ; il y a là une grave question d'hygiène familiale et sociale qui comprend des actes multiples, depuis le baiser jusqu'à l'usage de la brosse à dents (qui doit être personnelle) et du verre à boire, le crayon que l'on mouille avec sa langue, les cuillers, couteaux, fourchettes dont on se sert à table, la pipe, l'étui à cigarettes, l'embouchure ou l'anche d'un instrument à vent, tout peut servir d'agent de contamination ; on ne saurait donc trop prendre de précautions quand il s'agit d'une affection si redoutable, et ce n'est pas sans raison que les coiffures des bébés anglais portent cette inscription: *Kiss me not* (Ne m'embrassez pas); car on a vu des enfants contaminés par un simple baiser.

Nous abordons ensuite l'étude des **stomatites septiques.**

Elles renferment en réalité toutes les formes qui ne sont pas spécifiques. Il y a d'abord la forme simple, la plus commune de toutes, due à la présence du tartre et localisée surtout à la gencive. On se rappelle que le tartre est produit par le dépôt des sels calcaires de la salive. Ce dépôt est favorisé par le défaut de nettoyage de la bouche, par le défaut de mastication également. Le tartre englobe de nombreux éléments infectieux, de plus il s'insinue entre la dent et la gencive qu'il enflamme ainsi en la blessant et en l'infectant ; cette gencive rougit et s'épaissit ; elle saigne facilement au moindre contact, et les malades, craignant de la faire saigner, finissent par cesser le peu de soins qu'ils lui consacraient, soins dont l'insuffisance était précisément la cause de la stomatite ; ils tournent ainsi dans un cercle vicieux où l'effet devient cause à son tour. Vienne un bon nettoyage et tout rentre dans l'ordre. Chez les femmes enceintes, le terrain est particulièrement favorable au développement de cette gingivite, les vomissements viennent encore augmenter l'irritation, et la négligence fait le reste. Quand je dis négligence, le mot n'est pas exact ; car il s'agit plutôt alors d'une abstention voulue et systématique, résultat d'un préjugé funeste qui veut que, pendant le cours d'une grossesse, il ne faut pas toucher à la bouche ni aux dents, comme s'il n'était pas préjudiciable à l'enfant et à la mère que cette dernière souffre et soit en état d'infériorité pendant de longs mois. Et il serait si simple de prévenir tout cela avec un peu d'hygiène.

Mais passons. La gingivite ou stomatite tartarique

(tartrique pour certains) peut aller plus loin et aboutir, comme nous l'avons vu, à la périodontite expulsive; elle peut également favoriser l'éclosion de la stomatite ulcéro-membraneuse, forme très contagieuse, qui donne parfois lieu à de véritables épidémies, surtout dans les milieux où il y a des agglomérations d'individus (lycées, casernes), dont la bouche est mal soignée, et principalement au moment de la seconde et de la troisième dentition. Elle est essentiellement caractérisée par des ulcérations entourées d'un liseré blanc, et siégeant sur la gencive, en divers points, notamment dans les interstices dentaires, puis gagnant, par contagion, les autres parties de la bouche (joues, lèvres, etc.). Ces ulcérations saignent facilement, rendent l'haleine fétide et donnent de la fièvre; dans les cas favorables, tout peut rentrer dans l'ordre en huit jours. Mais souvent la guérison n'est qu'apparente; les microbes guettent une nouvelle occasion de récidiver et l'affection devient plus ou moins chronique, si le traitement n'a pas été rigoureusement appliqué. En quoi consiste-t-il? Disons de suite que le chlorate de potasse, si vanté *intus et extra*, est tout à fait insuffisant; les lavages antiseptiques sont simplement utiles, mais ce qui est nécessaire, ce sont des cautérisations énergiques sur chaque ulcération; l'acide chlorhydrique donne des résultats très remarquables, mais à condition d'être manié avec prudence et compétence; c'est assez dire qu'on ne peut s'en servir soi-même, et qu'il faut recourir au dentiste.

Enfin, il est une forme de stomatite d'une gravité exceptionnelle, puisqu'elle est presque toujours mortelle, c'est le *noma* ou gangrène de la bouche. Ici se trouvent réalisées au plus haut degré les conditions essentielles de toute stomatite : infection très virulente, et terrain épuisé, incapable de résistance, car le noma se rencontre surtout chez des malades déjà affaiblis par une affection grave, telle que la fièvre typhoïde. On voit d'abord sur la joue (intérieurement bien entendu) des taches violacées qui s'étendent, se réunissent et forment de grandes ulcérations, avec gonflement des tissus voisins qui se prennent à leur tour ; puis les phénomènes généraux entrent en scène, fièvre, diarrhée, etc.; les poisons sécrétés par les microbes sont résorbés et passent dans le sang, c'est la mort à bref délai.

Cette forme de stomatite est heureusement très rare, car la soudaineté et la gravité des accidents ne permettent guère d'intervenir utilement. En tout cas, trois indications sont à remplir : cautériser et détruire au fer rouge les ulcérations; faire des lavages antiseptiques rigoureux, et soutenir énergiquement les forces du malade.

Nous terminerons cette revue en disant quelques mots des **stomatites toxiques.** Comme l'indique leur nom, ce sont celles qui sont causées par l'absorption d'un poison qui s'élimine (sort de l'organisme) au niveau de la muqueuse buccale : le mercure, le phosphore, l'arsenic, etc., sont dans ce cas. Mais ces poisons suffisent-ils à eux seuls à produire une stomatite dans une bouche absolument saine?

Au lieu de répondre directement à cette question, ami lecteur, laissez-moi vous raconter une petite histoire, je n'en abuse pas. En 1887, j'étais chargé d'assurer le service dentaire à l'hôpital de L... où il y avait

de nombreuses malades atteintes de stomatite mercurielle, affection indiscutée et assez redoutée à cette
époque. Leur état de santé (pour employer un euphé-
misme) nécessitant un traitement mercuriel, les chefs
de service pensaient naturellement à l'apparition possible de la stomatite mercurielle. Celle-ci se montrant, on me les envoyait à la consultation, et je
m'efforçais naturellement de les renvoyer guéries.
Puis me vint l'ambition de les empêcher d'être
malades, et je demandai alors qu'on me les adressât
avant tout traitement mercuriel; j'observai alors avec
bonheur, car cela confirmait mes prévisions, que,
cette fois, le traitement *préventivement* appliqué dans
la bouche empêchait presque toujours l'éclosion de
la stomatite mercurielle. Qu'avais-je donc fait, pour
cela, d'extraordinaire? Bien peu de chose en vérité;
peu, mais ce peu était beaucoup, ce peu était *tout :*
j'avais fait un bon nettoyage, enlevé soigneusement
tout le tartre, détruit et supprimé toutes causes d'irritation, *guéri* la stomatite vulgaire, banale, qui *existait*
là à l'état latent, toute prête à s'aggraver et à revêtir
un caractère violent sous l'impulsion du traitement
mercuriel. Et par une sorte de coquetterie thérapeutique, qui semblait à cette époque un défi paradoxal,
je faisais laver la bouche à mes malades avec une
solution de sublimé, c'est-à-dire, en somme, avec un
composé mercuriel !

Autre anecdote (ce sera la dernière) : ceci se passait dix ans plus tard, et chez moi la conviction était
alors complètement faite. A l'hôpital T..., on m'envoie
à la consultation dentaire une élève sage-femme présentant dans divers points de la bouche de nombreuses ulcérations, qu'elle et son chef de service

attribuaient à l'usage continuel du sublimé en lavages pour les mains. Comme je n'avais jamais entendu parler d'ulcérations buccales de cette cause, j'avoue que je fus fort sceptique; je pensai qu'il s'agissait là d'une stomatite aphteuse à répétition; une conversation que j'eus avec un de mes collègues me corrobora dans cette manière de voir. Je fis faire, à l'insu de ma patiente, une solution très concentrée de sublimé dans la glycérine, avec laquelle je touchai successivement chacune de ses ulcérations. En fort peu de temps, elle était guérie, guérie par ce sublimé qui était *soi-disant* la cause de son mal. Elle n'a jamais voulu me croire et s'est imaginée que je me moquais d'elle. J'ajoute que la bouche était mal tenue et qu'un nettoyage minutieux avait précédé tout autre traitement.

Que conclure de ces deux observations, sinon que la stomatite septique, infectieuse, banale, existait avant l'institution de tout traitement mercuriel, et que celui-ci ne faisait que l'aggraver, tandis qu'il était généralement impuissant à la produire dans les bouches saines. Je dis : généralement, car il y a cependant quelques exceptions, des *idiosyncrasies*, c'est-à-dire des prédispositions individuelles tellement accentuées à contracter la stomatite mercurielle dans une bouche qui paraît saine, qu'il faut vraiment bien chercher pour trouver le point de départ, le défaut de la cuirasse. Comment donc agit le mercure, et dans quelles circonstances est-on soumis à son action ? C'est lorsqu'on en absorbe à l'intérieur d'une façon un peu suivie, ou bien qu'on en subit le contact ou les émanations comme dans certaines professions, telles que celles de chapelier, doreur, etc. J'ai dit :

d'une façon un peu suivie, car on a pu, sans provoquer de stomatite, faire absorber en une fois de très grandes quantités de mercure en nature à des malades atteints d'obstruction intestinale, espérant que ce liquide si pesant arriverait à « désentortiller leurs boyaux ». Quoi qu'il en soit, le mercure absorbé par l'organisme s'élimine par la bouche, provoquant une salivation très intense, et constituant un vrai bouillon de culture pour les microbes qui y pullulent. Il n'y a donc rien de surprenant que les antiseptiques, et le sublimé est un des plus puissants, employés en lavages de bouche, améliorent grandement la situation si elle est grave, et empêchent préventivement la maladie.

En deux mots, qu'y a-t-il à faire en faveur de tous ceux qui y sont exposés ? Aérer les locaux où travaillent tous les manieurs de mercure, leur faire prendre des bains fréquents ainsi que de fréquents lavages de mains, et mise en état de la bouche, de façon à supprimer toutes les portes d'entrée, telles que cavités de dents cariées, gencives décollées, joues ou lèvres ou langues excoriées par des chicots.

Là, comme toujours, la propreté parfaite de la bouche joue le plus grand rôle, et suffit la plupart du temps à préserver de cette stomatite, dont les symptômes varient depuis la simple rougeur de la muqueuse jusqu'aux ulcérations, épaississement, décollement et suppuration, avec fétidité de l'haleine, ébranlement et chute des dents.

Disons maintenant quelques mots d'une affection connue sous le nom de **leucoplasie buccale**, ou plaques blanches des fumeurs, plaques disséminées sur la langue, les lèvres, les joues ; muqueuse lisse par places (au lieu d'être bosselée comme à l'état normal, par la présence des glandes à mucus), dure, fissurée, langue cornée, muqueuse se déchirant très facilement. Tel est le tableau qu'en trace le Dr Cruet.

A quoi attribue-t-on cet état spécial, et malheureusement chronique? Au tabac en première ligne, à l'abus de l'alcool, des épices et d'une façon générale à toutes les causes d'irritation qui peuvent agir dans la bouche. Le terrain a encore ici son importance; les arthritiques et les syphilitiques sont particulièrement prédisposés.

Le traitement consistera naturellement à éviter ou supprimer les causes connues, à laver la bouche à chaud avec du bicarbonate de soude; mais on ne peut guère espérer d'amélioration sérieuse, et les malades qui en sont atteints supportent difficilement les pièces de prothèse.

En terminant ce chapitre, si nous jetons un coup d'œil en arrière, il nous sera facile de répondre à une question qu'il y a bien souvent à se poser : en présence d'une ulcération de la bouche, que doit-on faire? En rechercher la cause pour en instituer le traitement; s'adresser d'abord à son dentiste, afin de s'assurer si cette cause est locale et dentaire, comme dans le cas d'un chicot ou d'un appareil de prothèse qui blesse, ou même d'une dent qui, sans être abîmée, peut être une cause de traumatisme par sa position vicieuse. En dehors de ces causes, nous avons vu toute la série des ulcérations possibles dues aux stomatites, depuis l'aphte jusqu'au noma. Enfin, restent les maladies générales, tuberculose, syphilis, cancer; là, c'est au médecin qu'il appartient de se prononcer.

En réalité, nous en avons fini maintenant avec les

affections de la muqueuse buccale, tout ce qu'on y peut rencontrer se trouvant compris dans le cadre ci-dessus. Il ne semble pas inutile cependant de prendre à part quelques points intéressants, concernant les gencives, les lèvres, les joues, la langue et le plancher de la bouche.

Hypertrophie des gencives. — Nous avons vu que, par suite de l'inflammation, la gencive pouvait augmenter de volume ; dans certains cas, elle peut atteindre des dimensions considérables, devenir une gêne et une difformité. Cela se rencontre surtout chez les scrofuleux, les arriérés, aux bouches malpropres, aux dents mal rangées dans des mâchoires étroites. J'ai vu un cas où la gencive inférieure recouvrait le bord libre des dents, et le sujet la mordait littéralement en fermant la bouche. Il est évident qu'il ne faut pas hésiter à enlever une ou plusieurs dents pour « déplisser la muqueuse », nettoyer soigneusement la bouche et au besoin réprimer la gencive exubérante au moyen du thermo-cautère, car elle forme souvent entre les dents de petites languettes décollées qui ressemblent à des tumeurs en miniature. D'ailleurs, la gencive est parfois, en dehors des abcès et des kystes, le siège de véritables tumeurs charnues, plus ou moins dures, très rouges et qu'on nomme *epulis*, mot qui vient du grec et qui signifie : *sur la gencive*. Ces tumeurs mettent plusieurs années à grossir, elles peuvent varier du volume d'un pois à celui d'une petite noix ; généralement elles ne sont pas dangereuses. Mais, si elles siègent entre deux dents, elles tendent à les ébranler. Mieux vaut les faire opérer.

Enfin on remarque chez certaines personnes de véritables lisérés sur la gencive, autour du collet des dents. Il y a d'abord le liséré bleu noirâtre causé par l'emploi des poudres dentifrices au charbon; c'est un véritable tatouage qui, à lui seul, devrait faire proscrire l'emploi de ces poudres qui ont en outre l'inconvénient de rayer l'émail des dents.

Le plomb produit chez ceux qui l'emploient couramment (surtout la céruse) un liséré gris bleuâtre, appelé liséré saturnin ; c'est un des signes du saturnisme ou empoisonnement par le plomb. La céruse étant un carbonate de plomb, et la salive contenant du soufre, il se fait un sulfure qui se dépose autour du collet des dents où il forme une sertissure. On peut le faire disparaître avec de l'acide chlorhydrique.

D'autres métaux peuvent produire le même résultat (cuivre, argent, fer). Ces lisérés ne constituent d'ailleurs pas même une gêne pour le porteur.

Enfin, le tartre noir caché sous la gencive, lorsque la dent n'en est pas recouverte dans sa partie visible, peut aussi former un liséré; il va de soi qu'il faut l'enlever. C'est à peu près tout ce qu'il y a d'intéressant à dire à propos des gencives.

Pour les *lèvres*, outre les aphtes, et les ulcérations de diverses natures qu'on y peut rencontrer, la plupart contagieuses (ne pas boire au verre d'autrui), on y voit très facilement se produire un épaississement considérable par suite d'œdème, lorsqu'il y a fluxion causée par une dent atteinte de périostite ; mais il peut se produire également une hypertrophie chronique analogue à celle des gencives et qui peut se réduire considérablement lorsque la bouche est ramenée à un état de propreté parfaite. Les lèvres sont exposées à de nombreuses causes de blessures et de contagion ; elles peuvent être piquées, brûlées ou coupées par les instruments du dentiste ; il y a bien des chances pour le patient d'éviter tout cela en se tenant tranquille et en ouvrant la bouche modérément plutôt que d'une façon exagérée. Souvent aussi la lèvre se coupe sur les dents dans une chute sur la face ; il faut aller *de suite* chez le médecin, sans attendre que la plaie s'infecte. On pourra alors suturer les bords de la plaie, et il n'en restera qu'une légère cicatrice. Les lèvres, au lieu d'être continues d'un coin à l'autre, peuvent se trouver interrompues par une solution de continuité, à la naissance ; c'est une difformité due au bec-de-lièvre, difformité qui peut s'étendre à la mâchoire et à la voûte palatine ; ceci est d'ordre chirurgical au point de vue de l'intervention, et nous ne pouvons ici que le signaler en passant. Enfin, les lèvres comme les joues peuvent se trouver brûlées par certains pansements caustiques employés dans le traitement des caries dentaires ; ces brûlures forment comme des ulcérations qui ont tendance à creuser, et offrent un très vilain aspect grisâtre ; mais, quand on en connaît la cause, il n'y a plus lieu de s'inquiéter outre mesure. Ces brûlures sont assez douloureuses et demandent un certain temps pour guérir.

Relativement à la *voûte palatine*, il y a quelques points intéressants à signaler.

D'abord les abcès qui peuvent s'y former : ils sont particulièrement durs et douloureux en raison de la résistance des tissus ; en outre, il ne suffit pas de les ouvrir en un point quelconque comme d'autres abcès ;

car, si l'ouverture est à la partie déclive dans la station debout, elle se trouve dans une situation différente lorsque le malade est couché, et tel abcès qui paraissait vidé le soir s'est rempli à nouveau le lendemain matin, ce qui n'arrive pas quand on a la précaution de faire une contre-ouverture à la partie postérieure, qui se trouvera l'inférieure quand le malade est au lit. Autre petite observation ; ce genre d'abcès, en raison de sa situation, peut être confondu avec une gomme syphilitique. Mais, si on trouve la dent coupable de l'abcès et que son extraction le fasse disparaître, le doute est levé. Il en est de même si le traitement anti-syphilitique fait disparaître la grosseur sans enlever de dent.

Nous avons dit que le bec-de-lièvre était modifiable par une opération chirurgicale. Mais il est néanmoins des cas où le dentiste peut intervenir très utilement avec des appareils de prothèse pour remédier aux divisions de la voûte palatine et du voile du palais, non seulement quand elles existent de naissance, mais aussi quand elles sont, ainsi que les perforations, le résultat de traumatismes ou d'accidents syphilitiques ; on peut alors rendre les plus grands services aux malades en empêchant les aliments et les liquides de refluer de la bouche dans le nez ; on peut également ainsi corriger le nasonnement et même le Dr Martin, de Lyon, a construit un petit appareil permettant aux bébés de téter quand ils ont un bec-de-lièvre.

Encore un mot sur la voûte palatine ; il est de nombreux sujets chez qui elle est profonde, étroite et ogivale ; nous l'avons déjà dit au sujet des mâchoires en carène : ces sujets sont presque toujours porteurs de végétations dans les arrière-fosses nasales, et on doit les faire examiner par un spécialiste des maladies de la gorge et du nez.

Nous avons passé en revue les murs et le plafond ; il nous reste quelques mots à dire du plancher. Car lui aussi a ses misères spéciales qui résultent de la présence des glandes salivaires sublinguales, d'une part, et de sa structure anatomique, d'autre part, laquelle se prête tout particulièrement au développement des phlegmons, lesquels doivent à la région qu'ils occupent d'être très douloureux et parfois gênants au point de déterminer des phénomènes d'asphyxie (angine de Ludwig). Ce genre de phlegmon réclame une intervention rapide et complète.

Quant à la glande sublinguale, elle peut être le siège de kystes salivaires auxquels on a donné le nom de grenouillette. Très gênants et douloureux, ils réclament également l'intervention de l'homme de l'art.

Nous touchons au terme de ces études, et il ne nous reste plus qu'à parler des affections des os mêmes des mâchoires.

Nous avons déjà touché quelques mots de la **luxation** de la mâchoire inférieure, au chapitre des mouvements de cet os ; nous n'y reviendrons pas ici. Mais nous devons nous arrêter sur

Les fractures de la mâchoire. — Et tout d'abord disons que celles de la mâchoire inférieure sont de beaucoup les plus fréquentes, celles des maxillaires supérieurs relativement rares. Elles peuvent être produites par des violences extérieures, choc, coup, chute, écrasement (accidents de voiture), ou encore dans une manœuvre opératoire, comme une extraction de dent maladroitement faite. La chute sur le menton, la bouche étant fermée, enfonce le maxillaire inférieur contre les maxillaires supérieurs et peut les fracturer ou les disjoindre ; enfin n'oublions pas de mentionner l'action des projectiles (coups de revolver dans la bouche).

L'os brisé peut n'offrir qu'un seul trait de fracture, ou être broyé en morceaux ; la brisure peut n'intéresser qu'une partie de l'épaisseur de l'os, ou celui-ci dans toute sa hauteur ; lorsqu'il en est ainsi, les fragments de l'os sont mobiles et se déplacent : c'est à les maintenir que doit viser d'abord le traitement. Il est évident que la fracture par broiement est plus grave. Mais le point le plus important à considérer, c'est de savoir si le foyer de la fracture communique ou non, soit avec l'extérieur, soit avec la cavité buccale, c'est-à-dire si c'est une fracture avec ou sans plaie ; car, dans le premier cas, la pénétration des éléments infectieux de la bouche jusqu'au périoste et à l'os constitue un danger très sérieux ; c'est là ou jamais qu'il faut faire une antisepsie rigoureuse, mais c'est là aussi la difficulté. En premier lieu, le malade ne peut guère bien se laver lui-même la bouche puisque la douleur, d'une part, et le médecin, d'autre part, lui interdisent les mouvements. En outre, un simple lavage est insuffisant, il faut une irrigation ; il faut, comme nous l'avons déjà indiqué dans les soins à prendre à la suite des extractions, que le liquide de lavage, destiné à déterger les surfaces, soit projeté avec une certaine force. Car ici tout se réunit pour porter l'infection buccale au maximum ; la mastication ne se fait pas, l'alimentation est réduite au lait qui fermente dans la bouche, partout où il en reste. Le Dr Cruet conseille très judicieusement de pratiquer d'abord de grands lavages avec d. l'eau de savon qui dissout tous les corps gras, toutes les mucosités, et facilite leur expulsion. C'est le nettoyage mécanique parfait, qu'on fera suivre d'un lavage antiseptique. Ici, qu'il nous soit permis de donner la préférence à l'hydrate de chloral en solution à 1 0/0 ; il est très antiseptique et en même temps calmant ; le naphtol β, à la dose de 1 gramme pour 3 litres, est également un excellent antiseptique dans la bouche. Quant à l'acide phénique, son odeur et sa causticité nous le feraient plutôt laisser de côté, ainsi que le sublimé à cause de sa toxicité.

De tous les moyens employés pour maintenir en place les fragments, la ligature ou suture métallique est sans contredit le meilleur.

Les dents peuvent servir de points d'appui à des fils, à condition naturellement qu'elles soient solides, car, dans certains cas, le bord alvéolaire se trouve séparé du reste de l'os par le trait de fracture. En dehors de ces moyens, il faut recourir parfois à des appareils plus ou moins compliqués qui nécessitent le concours du dentiste. Il est de toute nécessité que ces appareils n'empêchent pas les lavages nécessaires. Le D' Martin, de Lyon, en a imaginé de très ingénieux, aussi légers et peu volumineux que possible et percés de trous qui facilitent les irrigations.

Enfin, dans certains cas, on est obligé d'immobiliser la mâchoire inférieure au moyen d'un bandage appelé fronde qui fait le tour de la tête à la fois verticalement (en passant sous le menton) et horizontalement.

Les fractures des mâchoires peuvent en somme présenter tous les degrés de gravité, depuis la bénignité absolue (au point de passer inaperçues) jusqu'à la terminaison fatale par septicémie, c'est-à-dire l'infection généralisée empoisonnant tout l'organisme, ce qu'on appelait autrefois la pourriture d'hôpital, que les progrès de l'antisepsie réduiront bientôt à l'état de souvenir.

Quant aux complications, elles peuvent être de divers ordres. Il y a d'abord la commotion cérébrale, le shock, qui peut entraîner la mort (surtout lorsque la fracture des mâchoires s'accompagne de fracture du crâne). D'autres accidents nerveux ne sont pas rares, tels que des paralysies du mouvement ou de la sensibilité, du côté de la face, des dents, du voile du palais. Il y a parfois des hémorragies très graves, saillie du globe oculaire (si l'orbite est compromise); la voûte palatine en se déplaçant peut gêner la déglutition ; s'il y a perforation entraînant la communication du nez et de la bouche, les liquides reflueront de l'une dans l'autre, la phonation s'en trouve gênée. Il peut y avoir aplatissement des os de la face, rétrécissement du canal lacrymal, et écoulement des larmes sur la joue ; si les sinus sont défoncés, l'air qu'ils reçoivent dans la respiration passe dans les tissus de la joue, et il y a emphysème, ce qu'on voit en faisant moucher le malade dont la joue grossit alors instantanément. Enfin la suppuration du foyer de la fracture peut gagner le voisinage, déterminer de redoutables phlegmons et entraîner la formation de séquestres et d'esquilles qui entretiennent des fistules jusqu'à leur complète élimination.

Deux affections des mâchoires doivent encore nous arrêter quelques instants, l'une relativement fréquente, la nécrose, l'autre beaucoup plus rare, l'actinomycose.

Nécrose. — La nécrose est la mortification de l'os, non pas en totalité, mais suivant une étendue variable. Le fragment mortifié se nomme *séquestre*, car il est comme séquestré, emprisonné dans la portion restée saine, et la suppuration qui s'établit autour de lui est un moyen que la nature emploie pour le rejeter; il arrive donc un moment où ce séquestre devient mobile, et c'est celui que choisit le chirurgien pour l'extraire.

La nécrose peut atteindre tous les os du corps, mais elle est particulièrement fréquente aux mâchoires, en raison même de la structure spongieuse d'une portion de ces os, l'arcade alvéolaire. C'est comme toujours une question d'infection sur un terrain prédisposé; on ne saurait trop le répéter, sans craindre de radoter. Les causes générales qui préparent le terrain sont les maladies aiguës graves comme la fièvre typhoïde, la variole, etc., les diathèses tuberculeuse et syphilitique, les intoxications alcoolique, phosphorique, etc. Les causes locales sont toutes les portes d'entrée ouvertes aux éléments septiques par les caries pénétrantes, la périodontite, les fractures, brûlures, etc. ; parmi ces dernières, il en est une produite par une application intempestive de caustique à l'acide arsénieux dans la destruction d'une pulpe enflammée, nous en avons d'ailleurs parlé à ce sujet. Ce genre de nécrose est en général limité, et peu infectieux, mais assez douloureux et demandant un certain temps à guérir.

La nécrose syphilitique s'attaque le plus souvent à la mâchoire supérieure, dans la région des incisives.

L'éruption de la dent de sagesse est une cause fréquente, nous l'avons déjà remarqué.

L'extraction même des dents peut être suivie de nécrose du maxillaire; c'est pourquoi il importe tant de ne pas opérer dans une bouche infectée sans avoir fait au préalable une antisepsie sérieuse, qu'on continuera après l'opération jusqu'à occlusion de la plaie.

Toutes les gingivites peuvent devenir le point de départ d'une nécrose des maxillaires, surtout les formes ulcéreuses.

La nécrose phosphorée elle-même, dite aussi *mal chimique des mâchoires*, s'explique fort bien par les considérations qui précèdent. Les ouvriers employés à la fabrication des allumettes, et aux manipulations du phosphore blanc, sont constamment exposés à ses vapeurs; leur organisme en est imprégné, saturé; l'haleine exhale une odeur d'ail caractéristique, l'urine en contient et le système osseux lui-même subit des altérations qui, en le déminéralisant, le prédisposent à la nécrose. Ce qui fait que cette nécrose atteint les os de la mâchoire de préférence aux autres, c'est qu'ici sont nombreuses les portes d'entrée ouvertes à l'élément infectieux, tant du côté des dents que du côté des gencives. Ayant été pendant deux ans dentiste de la manufacture d'allumettes de Pantin, j'ai pu me rendre compte que la périodontite expulsive était une cause aussi fréquente que les caries pénétrantes; même remarque a été faite par mon excellent collègue, le D\u02b3 Moiroud. Etant donné que la cause de cette forme de nécrose est parfaitement connue, il suffirait, pour qu'elle ne se produise pas, de substituer le phosphore amorphe au phosphore blanc. Malheureusement, le phosphore amorphe donne des allumettes qui ne prennent que

sur un frottoir spécial, et le paysan comme l'ouvrier
veulent frotter leurs allumettes partout où bon leur
semble, sur leurs sabots comme sur un mur, d'où

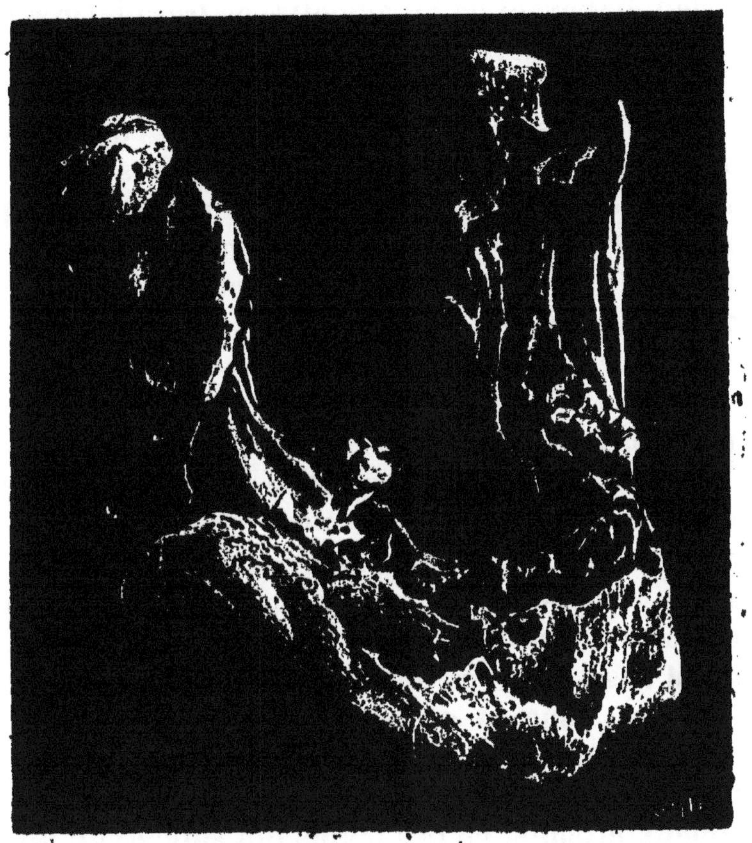

Fig. 36. — Maxillaire inférieur atteint de nécrose phosphorée.

cette conséquence qu'en opérant cette substitution, le
fabricant, dans l'espèce l'Etat, perdrait sa clientèle.
Néanmoins, on peut diminuer les accidents de l'intoxication phosphorée ou phosphorisme en observant certaines règles d'hygiène, ventilation des ateliers, bains

fréquents pour les ouvriers et changements d'atelier tous les ans, car il y a dans la fabrication des manipulations inoffensives et d'autres dangereuses. Enfin, on doit visiter la bouche des ouvriers et la mettre en parfait état avant de les admettre au travail. On a préconisé les préparations de térébenthine, l'iodure de potassium.

Quant aux séquestres à éliminer, ici comme toujours, il faut attendre qu'ils soient mobiles ; mais, en outre, il est très important que l'on n'intervienne pas tant que le malade est sous l'influence de l'intoxication phosphorique, ce qui se reconnaît à l'examen du sang et des urines.

Voyons maintenant, pour terminer, cette maladie rare et peu connue, l'**actinomycose des mâchoires**.

Et, tout d'abord, d'où vient ce nom plus ou moins barbare en apparence " Du nom du parasite qui lui donne naissance, l'*Actinomyces*. C'est une sorte de champignon qu'on trouve sur les céréales, blé, orge, avoine, de même que l'ergot de seigle. L'actinomycose atteint aussi bien les animaux que l'homme. Ce dernier peut donc la contracter, soit directement en mâchant des brins de paille, soit indirectement en portant les mains à la bouche après avoir touché des animaux atteints, en des points qui suppurent, ou en mangeant des viandes contaminées. Tout est bon au parasite comme porte d'entrée, excoriation de la muqueuse, ou cavité de dent cariée. Comment manifeste-t-il sa présence ? De différentes manières, qui n'ont rien de spécial permettant de la reconnaître. Tantôt, on dirait un phlegmon d'origine "dentaire, tantôt, une inflammation de l'os. L'évolution de la maladie se fait lentement, sous forme de tumeurs aux mâchoires ; ces tumeurs ne sont pas douloureuses ; elles se ramollissent et finissent par suppurer. C'est dans cette suppuration qu'on décèle la cause de la maladie ; car c'est là qu'on trouve l'élément caractéristique, sous forme de grains jaunâtres. Cette affection est assez envahissante pour produire de graves désordres de voisinage, suivant son siège à l'une ou à l'autre mâchoire. Quel traitement lui opposer ? D'abord l'éviter ; mais on n'y songe guère. Cependant il serait bon que les gens qui approchent les animaux de boucherie, de même que les paysans qui ont facilement tendance à mâcher des brins de paille, soient prévenus du danger. Pour ce qui est de l'ingestion des viandes actinomycosiques, il y a deux ordres de garanties, l'inspection de la viande, et en outre, la meilleure, celle que l'on se donne soi-même par une cuisson suffisante. Je suis très partisan des viandes *bien cuites* pour de nombreuses raisons ; les exposer ici serait sortir de mon cadre ; qu'il me soit permis de dire en passant que c'est le meilleur moyen de tuer tous les éléments dangereux, et d'éviter, outre l'actinomycose, la tuberculose, le tænia, etc. Qu'on me pardonne cette petite digression, et revenons à nos moutons.

Que faire à un malade atteint d'actinomycose ?

Exactement ce que l'on fait dans tout autre cas de phlegmons, d'abcès et de névrose.

Mais il est aussi un médicament qui possède en ce cas une efficacité remarquable, c'est l'iodure de potassium à haute dose.

FAUT-IL SOIGNER SES DENTS ?

Si étrange que cela puisse paraître au premier abord, cette question, qui ne devrait pas même se poser, est parfois discutée et tranchée dans le sens de la négative par quelques esprits amoureux du paradoxe, et toujours portés à généraliser d'après un ou deux cas, en d'autres termes à conclure du particulier au général. C'est ainsi que nombre de maris bien dentés disent à leur femme : « Tu es constamment chez le dentiste, et pourtant moi qui n'y vais jamais, j'ai de meilleures dents que toi. » En déduire que cet homme a de meilleures dents que sa femme, *parce qu'il ne les fait pas soigner,* c'est parfaitement absurde, et cependant cela se dit très communément, alors que, si on se donnait le moins du monde la peine de réfléchir, on verrait que c'est au contraire *parce qu'il a de bonnes dents qu'il ne va pas chez le dentiste.* Est-ce à dire qu'elles seraient moins bonnes s'il en prenait soin, et que celles de sa femme seraient meilleures si elle les négligeait ? De pareilles conclusions répugnent au bon sens, et cependant vous les entendez formuler journellement. Eh bien ! non, de bonnes dents ne s'en conserveront que mieux si l'on en prend soin, et de mauvaises dents se perdront beaucoup plus vite si on les néglige. Mais, me direz-vous, s'il faut les perdre quand même, à quoi bon lutter? A cela je vous répondrai : Puisqu'il faut mourir quand même un jour, pourquoi manger pour vivre? Est-ce que la vie n'est pas une lutte perpétuelle pour conserver ce qui tend à la destruction? et ce que vous obtenez de prolongation, c'est toujours autant de gagné.

Donc, quelles que soient la qualité et la résistance de vos dents, soignez-les; mieux vaut prévenir le mal que d'avoir à le combattre. Si vous avez la chance d'avoir de bonnes dents, vous êtes inexcusable de les perdre par négligence; si, au contraire, elles sont fragiles et peu résistantes, les soins à leur donner deviennent d'une impérieuse nécessité.

QUAND FAUT-IL SOIGNER SES DENTS ?

Encore une question oiseuse en apparence, mais sur laquelle on est bien peu d'accord, si l'on en juge par les lignes de conduite variées que chacun se trace ou suit à cet égard.

Tel attendra d'avoir un abcès compliqué de phlegmon, avec ouverture sur la joue et cicatrice indélébile pour songer à en supprimer la cause, une dent cariée.

Tel autre, ayant entendu parler de cette ouverture spontanée des abcès sur la peau de la joue, et craignant cette issue funeste à l'esthétique, se décide à l'intervention lorsque la formation de l'abcès avertit du danger.

Un troisième, plus timoré, cherche à arrêter les accidents dès que la fluxion se manifeste.

Voilà pour les plus négligents.

Parmi les plus soigneux, la plupart attendent la période des rages de dents avant de songer à recourir aux soins de l'homme de l'art. Combien peu considèrent la sensibilité exagérée aux impressions thermiques (le froid et le chaud) comme un avertissement suffisant.

En réalité, nous ne cesserons de le répéter, la douleur est un avertissement tardif. Cela se comprend, du reste, quand on connaît la structure de la dent, puisque la douleur se produit quand l'ivoire est mis à nu par la destruction de l'émail.

« Que faut-il donc faire, alors? » me direz-vous.

C'est bien simple : il faut faire examiner souvent, périodiquement, ses dents par un dentiste *consciencieux* et *capable*. J'insiste sur ces deux points; car il est indispensable qu'il y ait une confiance réciproque entre le client et le dentiste. Il importe que le premier ne puisse ni accuser ni soupçonner son dentiste de lui trouver des caries imaginaires, ou même de les créer de toutes pièces pour se « faire du pain sur la planche ». Mais il importe non moins que le dentiste ne craigne pas de dévoiler tout ce qu'il rencontre dans son examen, et cet examen doit être fort minutieux, car il est des caries dites interstitielles, cachées entre deux dents, extrêmement difficiles à démasquer et qui, quoique fort avancées déjà, ne donnent encore lieu à aucune douleur, protégées qu'elles sont par leur situation. Rien n'est plus préjudiciable à la fois au patient et au dentiste que le fait de méconnaître ces caries qui, lorsqu'elles se révèlent trop tard, malheureusement, font apparaître brutalement l'ignorance ou la négligence de celui qui a examiné la bouche.

Quant à cette surveillance elle-même, dans quelle mesure doit-on y faire procéder? Cela est éminemment variable suivant les individus; car chez certains la carie est tellement rapide qu'en moins de trois mois peuvent se faire des désastres irréparables; chez d'autres, au contraire, elle évolue très lentement, et un examen annuel pourrait suffire.

Ces différences tiennent à la fois à la qualité des dents et aux conditions hygiéniques de la bouche ; c'est au dentiste qu'il appartient de régler la fréquence de ces examens.

Maintenant que nous savons ce qu'il faut faire, se pose une autre question : à partir de quel âge doit-on se soumettre à ces précautions ? Je répondrai catégoriquement et contrairement au proverbe : « Il n'est jamais trop TÔT pour bien faire ». Je veux dire par là combien il est regrettable que ce soit le principal intéressé qui s'occupe le premier de songer à cette question, et combien c'est un devoir absolu pour les parents de s'en occuper pour leurs enfants. Cette recommandation pourra sembler naïve et superflue aux parents soigneux et soucieux de la santé de leurs enfants ; mais à combien d'autres ai-je entendu dire : « Mes enfants feront comme moi ; ils se soigneront quand ils seront leurs maîtres. » Coupable indifférence qui décide trop souvent sans appel du sort d'une mâchoire et d'un estomac.

Mais les parents avisés ont eux-mêmes besoin d'être éclairés, car leur bonne volonté se trouve souvent en défaut, parce qu'ils ne possèdent pas les connaissances suffisantes. La plupart considèrent les dents de lait comme quantité négligeable, vu leur durée éphémère, et croient suffisant de s'occuper des dents permanentes. Outre que cette manière de voir est complètement erronée, ils prennent souvent pour dents de lait, des dents définitives, qu'ils laissent perdre, s'imaginant qu'elles seront remplacées. Cette erreur, assez rare pour les incisives, augmente de fréquence à mesure qu'on se rapproche du fond de la bouche, et se montre avec une *fréquence déplorable*, quand il s'agit de la première grosse molaire définitive, ou dent de six ans, ainsi nommée à cause de l'âge où elle pousse. Cette dent est presque toujours prise pour une dent de lait, et comme telle traitée avec un souverain mépris.

Comme il est dit au chapitre des *Dentitions*, ce n'est pas seulement ni surtout par l'âge que se détermine le caractère *temporaire* ou *permanent* d'une dent, mais par la place, l'ordre, le numéro qu'elle occupe dans la bouche.

D'ailleurs, c'est un grand tort de penser qu'il n'y a aucun intérêt à soigner les dents de lait. Comment, voilà des dents dont les plus éphémères doivent fournir sept ans, et les autres jusqu'à dix et douze ans de service actif, et vous dites que cela n'a pas d'importance de les laisser perdre, sous prétexte qu'elles seront remplacées plus tard ?

Que diriez-vous d'une maison de commerce qui laisserait partir ses employés en disant : « Ça ne fait rien ; je sais que dans quelques années j'en aurai d'autres. » « Et pendant ce temps-là ? » Il est inutile d'insister, n'est-ce pas ? Voici un malheureux enfant exposé à être victime de cette négligence ; car si ses dents se gâtent, ce qui arrive quatre-vingt-dix-neuf fois sur cent, ou bien on les lui fait arracher, et il n'a plus que de mauvais moyens de mastication, ou bien on les lui laisse, et sa vie n'est qu'un martyre, tout en ne pouvant mieux mastiquer, refusant même parfois de manger, sachant quelle souffrance l'attend.

D'ailleurs l'insuffisance de la mastication n'est pas le seul inconvénient de l'extraction prématurée des dents de lait ; il se fait, en outre, au niveau des dents enlevées, et par suite de la résorption de leur alvéole, une diminution de volume de la mâchoire, une *atrésie*, qui exposent les dents permanentes à manquer de place et à s'implanter vicieusement.

En un mot, dans un cas comme dans l'autre, est-il donc indifférent de laisser souffrir un malheureux enfant pendant des années, ou de le priver de ses moyens de mastication, à l'âge de la croissance, où une bonne nutrition lui est si nécessaire ? Evidemment non, cela n'est pas indifférent. C'est pourquoi il faut faire soigner les dents de lait tout comme les dents permanentes, et ici plus que jamais, prévenir au lieu de combattre, faire examiner souvent ; car, plus encore que l'adulte, l'enfant se plaint trop tard, et la carie fait chez lui des progrès plus rapides.

Mais, je vais plus loin encore ; je voudrais qu'on songe aux dents des enfants *avant leur apparition, avant même leur formation*, et cela par une alimentation et une hygiène appropriée tant de l'enfant lui-même que de la mère. Etant donné ce que l'on sait sur la composition chimique des dents, il saute aux yeux que les phosphates viendront fort à propos, et cela d'autant mieux qu'ils seront sous une forme plus assimilable ; les jaunes d'œufs, les os de poulet et le lait en contiennent très suffisamment, et la mère se trouvera fort bien pour elle-même d'en user largement ; cette recommandation est d'autant plus utile que les parents ont de plus mauvaises dents, ceci en vertu des lois de l'hérédité.

COMMENT DOIT-ON SOIGNER SA BOUCHE?

Nous venons de voir comment la mère doit comprendre son rôle vis-à-vis des dents de l'enfant auquel elle est appelée à donner le jour. Nous avons vu également, au chapitre des *Accidents de dentition*, quelle importance il y a pour le bébé à être élevé au sein, plutôt qu'au biberon, quels soins de propreté et d'antisepsie doivent être donnés tant au sein qu'au biberon ; rappelons que le lavage de la bouche avec un peu d'eau de Vichy est une bonne chose. Si toutes ces précautions sont observées et que l'enfant soit vigoureux, il a peu de chances d'avoir des accidents de dentition ; lorsque néanmoins les dents ont du mal à percer la gencive ou qu'il s'y forme de petits abcès, les débridements et les lavages antiseptiques ramènent vite le calme. Au fur et à mesure que les dents poussent et que l'enfant s'alimente comme ses parents, lui faire laver la bouche après les repas et commencer à lui brosser les dents matin et soir, tout comme pour un adulte. Beaucoup de personnes s'étonnent quand on le leur dit, et pourtant, en y réfléchissant, les causes de la carie chez l'adulte sont les mêmes chez l'enfant dont, circonstance aggravante, les dents sont plus fragiles et moins résistantes. Aussi, combien voyons-nous d'enfants arriver au terme de la période des dents temporaires sans en avoir souffert ? Bien peu, assurément. Au contraire, combien n'en rencontre-t-on pas, dont les dents de lait se carient dès l'âge le plus tendre, bien avant même l'apparition de la dent de six ans ? En clientèle privée, aussi bien qu'à l'hôpital, il est fréquent de voir des enfants de trois ans qu'on amène pour leur faire arracher des dents déjà perdues ; c'est déplorable, à tous les points de vue ; ils souffrent et sont privés de leurs moyens de mastication à l'âge où la croissance réclame une bonne assimilation, par conséquent une bonne digestion, laquelle est intimement liée à une bonne mastication. Tout cela pourrait si bien s'éviter, en prenant les précautions que nous venons d'indiquer ! D'ailleurs, dès l'âge de trois ans, on peut déjà confier à l'enfant le soin de se brosser les dents ; cela l'amuse, l'intéresse, le relève à ses propres yeux, d'être pris pour un personnage, et de faire comme papa et maman, à la condition, bien entendu, que papa et maman prêchent d'exemple.

Donc, que les parents veillent à ce nettoyage ; qu'ils surveillent eux-mêmes l'état de la bouche, mieux que cela, qu'ils le fassent surveiller par leur dentiste, assez souvent pour que rien de grave n'ait le temps de se produire. La moindre difficulté dans la mastication, la douleur éveillée en buvant froid ou chaud, le fait de manger uniquement avec les incisives, comme les lapins, ou de ne mâcher que d'un seul côté, sont autant d'indices qui doivent éveiller leur attention.

Les soins que nous venons d'indiquer sont encore plus indispensables au cours des maladies si variées de l'enfance, surtout dans les fièvres éruptives où la bouche est sèche et pâteuse, et la salive rare et acide ; c'est alors qu'il faut se servir de collutoires au borate de soude ; si les enfants ne sont pas en état de se gargariser eux-mêmes, nettoyer non seulement leurs dents avec une brosse, mais même leur langue avec un linge pour enlever l'enduit saburral qui la recouvre. Faute de quoi l'on est tout étonné, au moment de la convalescence, de trouver perdues nombre de dents qui étaient saines avant la maladie. Prévenez donc, *vous le pouvez*, la carie, par une hygiène persévérante. Que si elle apparaît néanmoins, faites soigner et obturer les dents *sans attendre* que l'enfant souffre ; c'est un *préjugé absurde* que celui qui consiste à traiter ces caries par le mépris, sous prétexte que ces dents tomberont. Avez-vous donc grand plaisir à voir des souffrances, que vous pouvez, que vous *devez* empêcher ?

Une remarque très importante en passant.

Beaucoup de porteurs de caries douloureuses en prennent prétexte pour cesser les soins journaliers qu'ils avaient coutume de prendre auparavant ; c'est une grave erreur, qui ne fait qu'aggraver le mal. J'en dirai autant pour ceux dont les gencives s'enflamment par suite de l'accumulation du tartre ; c'est là, au contraire, qu'il faut redoubler de précautions.

Il va de soi qu'il est bon d'éviter dans l'alimentation de l'enfant les substances capables de fermenter dans la bouche et considérées habituellement comme causes de carie, j'entends les bonbons, le chocolat, etc. Cela ne veut pas dire qu'il faille absolument les proscrire, mais il importe qu'après en avoir usé l'enfant se lave bien la bouche avec de l'eau, afin qu'il n'en séjourne pas au contact des dents ; grâce à cette précaution, on peut rester gourmand sans trop de danger.

En observant bien tout ce qui vient d'être dit, l'enfant arrive sans encombre jusqu'à six ans, âge où pousse la *première dent définitive ;* c'est la première grosse molaire ou dent de six ans, portant, comme nous l'avons longuement expliqué déjà, le numéro 6 en comptant du milieu vers le fond de la bouche, celle qu'il importe tant de ne pas laisser gâter, qu'il ne faut pas confondre avec une dent de lait, car elle ne sera pas remplacée, celle-là. Puis tombent successivement les incisives, les molaires de lait et les canines, cela entre six et douze ans, en moyenne ; les dents définitives qui les remplacent peuvent paraître avant cette chute, ou après, quelquefois de suite, quelquefois plus tard. Il y a pendant cette période un mélange de dents temporaires et de dents définitives, où les parents ont du mal à se reconnaître ; de la disproportion fréquente entre le volume des dents de remplacement, et le développement des maxillaires, résultent des anomalies de situation (nous en avons parlé), souvent aussi un certain degré d'inflammation des gencives ; c'est à cette période, comprise entre six et douze ans, qu'il est extrêmement, je dirai même le plus important de faire surveiller très attentivement la bouche de l'enfant par un dentiste, car c'est cette période où se décide tout l'avenir de la bouche ; si l'enfant arrive à ses douze ans avec 28 dents définitives saines et bien plantées dans une bouche où elles ont leur place, il ne tient plus qu'à lui de n'en jamais souffrir et de les conserver en bon état ; il peut même attendre de pied ferme l'éruption des dents de sagesse.

Une visite tous les trois ou quatre mois au dentiste sera grandement suffisante pour prévenir ou combattre efficacement toute trace de carie.

Je crois le moment venu d'insister sur la façon dont on doit comprendre les soins journaliers que chacun *peut* et *doit* donner à sa bouche et à ses dents. C'est extrêmement simple et facile à comprendre comme à exécuter, et il est inoui de voir combien peu sont disposés à le faire, soit qu'ils ne fassent rien du tout, prétendant qu'ils n'ont *pas le temps*, soit qu'ils passent à cette toilette un temps considérable, en se servant de moyens inutiles ou même nuisibles, préférant les *remèdes* de bonne femme aux conseils éclairés d'un dentiste sérieux.

On se salit la bouche, il la faut nettoyer ; là-dessus tous les esprits sensés sont d'accord.

Mais comment s'y prendre ? là les divergences d'opinion se manifestent. Les uns, terrorisés uniquement par la crainte du microbe, ne songent qu'à se gargariser (terme impropre, d'ailleurs) avec un puissant antiseptique et croient avoir tout fait. D'autres, préoccupés uniquement par la crainte de l'acidité buccale, se lavent avec une solution alcaline : un point, c'est tout. C'est bien, assurément, et ils n'ont pas tort ; mais, malgré tout, ils ressemblent au singe qui a oublié d'éclairer sa lanterne, ils n'oublient que le principal. Quel est donc ce principal ?

Réfléchissez un peu, et vous le trouverez facilement ; les substances nuisibles aux dents et aux gencives sont des débris alimentaires, du tartre, etc., c'est-à-dire des substances qui *adhèrent* plus ou moins à leurs futures victimes ; ce qu'il *importe donc avant tout*, c'est de détruire cette adhérence, de les enlever, de les balayer, puis de les rejeter ; en un mot, au lieu de se contenter d'un nettoyage antiseptique, ou d'un nettoyage chimique, faire *avant tout* un bon nettoyage *mécanique*, comme on fait tout bêtement dans son ménage, quand il s'agit d'un meuble, d'un parquet, même d'une pierre à évier. On se sert d'une *brosse*, et non pas d'une brosse douce en poils de blaireau, comme quand on se rase, mais d'une brosse ferme, en crin. On doit rejeter absolument les brosses en caoutchouc, et les vieux linges bien usés. Une brosse douce n'est pas une brosse, c'est un leurre, dès qu'il s'agit d'enlever une substance adhérente, comme le tartre. Si j'insiste tant sur la brosse, c'est que c'est véritablement l'instrument essentiel du nettoyage ; n'écoutez pas ceux qui viennent vous dire : « Ça déchausse les dents. » Non : ce qui déchausse les dents, c'est le tartre ; ce qui enlève le tartre, c'est la brosse dure, *donc* la brosse dure empêche les dents de se déchausser. Je puis vous en parler savamment, moi qui n'ai dû qu'à l'emploi de la brosse dure la conservation de mes dents.

Voilà donc un premier point acquis ; la brosse, et la brosse ferme, donne un nettoyage mécanique plus parfait à *lui seul*, comme résultat, que tous les antiseptiques du monde employés en simples lavages, car, en entraînant toutes les malpropretés et en les rejetant au dehors, vous n'y laissez pas d'éléments nuisibles. Cela veut-il dire qu'il ne soit pas bon d'y adjoindre les autres éléments du problème à résoudre ? Nullement ; bien loin de là, au contraire, et on emploie concurremment avec la brosse des substances appelées plus ou moins improprement : dentifrices. De ces substances les unes sont solides, les autres li-

quides. Ce sont ces dernières (eaux et élixirs) qui
sont appelées improprement : dentifrices[1], car comment voulez-vous qu'un liquide frotte ?

Cette distinction ne vise pas à jouer sur les mots,
mais elle a son importance, car les liquides employés
sous ce nom ne font que laver la bouche, et ne nettoient pas les dents, n'enlèvent ni le tartre, ni les
mucosités adhérentes.

Quant aux dentifrices solides, on peut les diviser
en trois catégories, qui sont : les opia's ou pâtes, les
poudres et les savons.

Les *pâtes* sont plus agréables, mais ont un double
inconvénient qui me les ont fait rejeter; elles ne nettoient pas aussi bien et contiennent un principe sucré
qui peut amener des fermentations dans les interstices dentaires, où leur consistance les retient facilement.

Les *savons* nettoient très bien tout ce qui est matière grasse, ils enlèvent également les mucosités;
le meilleur est encore le vulgaire savon blanc de
Marseille. Évidemment le goût et la mousse ne sont
point agréables dans la bouche; mais, d'ailleurs, on
peut y remédier en y incorporant toutes sortes d'antiseptiques ou de substances aromatiques; c'est ainsi
qu'on fait des savons dentifrices, au thymol, au men-
thol, au sublimé, etc.

Les *poudres*, enfin, employées judicieusement,
produisent un nettoyage parfait; seulement il y a
poudre et poudre, comme il y a fagot et fagot.
Une bonne poudre doit remplir trois conditions :

---

1. Dentifrice vient de deux mots latins et signifie : qui frotte
les dents.

1° être *assez*, et pas *trop* dure, pour nettoyer mécaniquement ; 2° être neutre ou alcaline, *pas acide*, cela au point de vue de sa composition chimique ; et 3° enfin, elle doit être antiseptique. Relativement au premier de ces *desiderata*, je dois dire que le charbon et la poudre de corail sont *trop* durs, ils abîment l'émail ; en revanche, le quinquina est trop mou, il glisse sans frotter ; une substance qui convient parfaitement à ce point de vue, c'est la craie, non point à l'état de blanc de Meudon, ni de craie à écrire, car celle-là contient des débris de coquillages, qui ont le même inconvénient que le corail, mais la craie lavée, ou craie préparée, obtenue par un procédé chimique.

Comme *alcalin*, le carbonate de magnésie remplira le but ; enfin, parmi les *antiseptiques*, on n'aura que l'embarras du choix, et il y a, à cet égard, des formules à l'infini.

Toute poudre qui répond à ces indications sera bonne. Malheureusement il en est qui, sous prétexte de *blanchir* les dents, contiennent des corps trop durs, ou des acides qui abîment l'émail et prédisposent les dents à la carie. En principe, se méfier de tout dentifrice dont la composition est tenue secrète ; il peut être bon ou mauvais, l'on n'en sait rien qu'à l'usage.

Enfin, les *eaux dentifrices*, ou *élixirs*, sont au fond des alcools colorés et parfumés : il y en a évidemment qui contiennent des astringents et des antiseptiques dont l'action ne peut qu'être bienfaisante ; on ne les emploie pas purs d'ailleurs, mais à la dose d'environ une cuillerée à café par verre d'eau. Nous ferons à leur égard la même remarque que pour tous les autres produits dentifrices ; au lieu de s'adresser à un parfumeur, prenez donc conseil de votre dentiste ou de votre médecin,

La toilette de la bouche doit être faite matin et soir, et même cette dernière est la *plus impor-tante ;* c'est sans doute pour cela qu'elle est la plus négligée. Il est pourtant facile de concevoir, en y réfléchissant bien, que c'est pendant la nuit que se trouvent réunies toutes les causes propices au dépôt du tartre et à la formation des acides qui déterminent la carie. Pas de mouvements comme dans le jour, peu de sécrétion salivaire ; si on y ajoute la présence de débris alimentaires dans les interstices des dents, on voit d'ici le danger.

Comment faire cette toilette de la bouche ? En brossant d'abord, en se rinçant ensuite.

Il faut se brosser énergiquement non seulement les dents, mais toute la bouche, non seulement la partie antérieure, mais aussi au fond et en dedans ; le brossage au savon, puis à la poudre ne laissera rien à désirer et enlèvera sans danger tous les éléments dont le séjour dans la bouche pourrait nuire ; un bon lavage avec de l'eau additionnée d'élixir dentifrice fera le reste. Certains se contentent d'eau boriquée, dont le pouvoir antiseptique est faible ; d'autres préfèrent l'eau phéniquée dont le goût et l'odeur sont peu agréables ; d'autres en tiennent pour le phéno-salyl, l'alcool de menthe, qui a l'avantage de laisser dans la bouche une sensation de fraîcheur agréable ; le sublimé est évidemment très antiseptique, mais il vaut mieux s'en abstenir en général, à cause de sa toxicité. Quoi qu'il en soit, tous ceux qui ont pris l'habitude de ces soins ne peuvent plus s'en passer, et se trouvent mal à l'aise dès qu'une circonstance imprévue ne leur permet pas de s'y astreindre.

En dehors de cette toilette du matin et du soir, il est bon, après les repas, de retirer avec un cure-dent tous les débris alimentaires restés dans les interstices des dents, *cela est évident*, bien que les avis soient un peu différents à cet égard. Seulement, le cure-dent doit être *personnel* et ne pas servir à d'autres ; en outre, il importe qu'il ne puisse blesser, et soit toujours propre ; les meilleurs seraient ceux qui ne servent qu'une fois et se jettent ensuite. Il y en a un que je préconise d'habitude, lorsqu'on peut passer d'un côté à l'autre d'une dent par l'interstice ; il consiste en un simple bout de coton hydrophile roulé de façon à former comme un fil ; on le passe entre les deux dents formant l'interstice à nettoyer, et on tire horizontalement, *ramonant* ainsi, pour ainsi dire, le petit couloir, enlevant toutes les saletés sans risquer de blesser la muqueuse, et d'y faire de petites plaies infectées. Si, au contraire, les dents sont trop serrées pour qu'on puisse passer entre elles au niveau de leur bord libre, mais qu'il y ait du vide au niveau de leur collet, on pourra, au moyen d'une tige rigide, introduire le même petit coton par un côté, le pousser et le ressortir du côté opposé. Si, malgré cela, on pense qu'il soit encore resté quelques débris d'aliment, rien n'empêcherait, avec une petite seringue à morphine et une aiguille courbe, de pousser dans l'interstice une injection d'eau bouillie tiède qui nettoierait l'interstice comme Hercule fit jadis en grand pour les écuries d'Augias, en y faisant passer un fleuve qu'il détourna à cet effet. C'est, me direz-vous, une bien grosse comparaison pour un si mince objet ; mais dans le fond vous devez tenir à la propreté de votre bouche et à la conservation de vos dents ; cela vous intéresse plus directement que les écuries d'Augias,et ce n'est pas vous demander là un travail d'Hercule.

Lorsqu'on ne peut prendre soi-même tous ces soins, en cas de maladie grave, c'est un devoir pour votre entourage de vous les donner le mieux possible, et d'y ajouter les badigeonnages de toute la muqueuse buccale avec une solution de bicarbonate de soude, ou de borax.

Une bonne formule pour les cas où la stomatite est généralisée est la suivante :

Chlorate de potasse...............	30 grammes
Borate de soude..................	30 —
Eau distillée.....................	1000 —
Essence de menthe.........	Quantité suffisante

Mais le chlorate de potasse agit beaucoup mieux, pris à l'intérieur, car il s'élimine par les glandes salivaires, et vient alors baigner continuellement la muqueuse enflammée. D'ailleurs, on fait aujourd'hui de petites pastilles, dites *comprimés*, contenant à la fois du chlorate de potasse, du borax, de la cocaïne, etc. ; elles ont à peu près la forme et les dimensions d'une lentille et ne sont pas sucrées ; leur goût est peu agréable, mais leur action est très utile, si on les laisse fondre lentement dans la bouche.

Quant à toutes ces substances que mâchent beaucoup de personnes pour se purifier l'haleine, tout cela ne remplace en rien un bon nettoyage ; la propreté bien comprise, voilà tout le secret des haleines pures. Joignons-y, bien entendu, la précaution d'éviter l'ail, l'échalote et l'oignon cru qui empestent l'haleine.

Si, malgré toutes ces précautions, vous avez encore une mauvaise haleine, cela peut venir soit de l'estomac, où se passent des fermentations anormales, soit des voies respiratoires (bronchites fétides, ozène, etc.) ; il est évident que c'est à votre médecin qu'il faudra vous adresser pour la guérison de ces infirmités.

Si d'ailleurs on complétait cette toilette en se gargarisant le fond de la gorge et en aspirant par le nez de l'eau boriquée tiède, on réaliserait l'asepsie de toutes ces portes d'entrée si largement ouvertes aux microbes ; et en évitant les maladies de la bouche, du nez et de la gorge, on éviterait du même coup nombre d'autres affections plus graves (pneumonie, diphtérie, etc.,), dont les causes (éléments infectieux) font souvent dans la bouche un séjour plus ou moins long avant d'atteindre les points de l'économie où s'exerceront leurs ravages.

Abordons maintenant une question d'une importance toute spéciale. Jusqu'ici nous avons envisagé la conduite à tenir pour *conserver* ses dents ; cela veut-il dire qu'une fois la dent perdue et extraite, il n'y ait plus rien à faire ? Il s'en faut de beaucoup. Que fait-on dans un ensemble où une partie vient à manquer ? On la remplace. Ainsi doit-il en être pour les dents, toute question d'intérêt et de coquetterie mise à part. A chaque instant vous entendez dire : « Moi, si je perds une dent de devant, je la ferai remplacer ; mais, pour celles du fond, ce n'est pas la peine. » Grave et funeste erreur. C'est comme si vous disiez que dans un orchestre vous ne remplacerez que les violons, et laisserez béants les vides produits par la disparition des autres instruments. Toutes les dents sont utiles ; elles n'ont pas toutes les mêmes fonctions, et celles de devant ne peuvent effectuer le travail des molaires. Quand une dent manque, ses deux voisines ont tendance à se rapprocher et se dévient ; celle qui était en face, ne rencontrant plus d'obstacle, s'allonge ; il en résulte donc des déformations, des changements dans l'articulation des dents, et cela au détriment de la mastication. Bien des gens diront : « J'en ferai remettre quand il en manquera plusieurs. » Soit ! mais alors votre bouche sera déformée, le dentiste se trouvera en présence de conditions défavorables, et le résultat ne vous donnera pas satisfaction. C'est ce qui arrive à chaque instant, et on met sur le dos du dentiste ce qui n'est dû qu'à la négligence coupable du patient, négligence d'autant plus coupable que les progrès réalisés dans la Prothèse dentaire vous enlèvent toute excuse.

DE LA PROTHÈSE DENTAIRE

Prothèse vient de deux mots grecs, qui signifient : mettre à la place. C'est donc l'art de remplacer des organes naturels par des organes artificiels.

Fait de la prothèse celui qui pose une jambe de bois ou un œil de verre. Est également prothésiste celui qui remplace vos dents manquantes par des dents artificielles.

Les moyens employés varient beaucoup suivant les cas ; pour mieux nous y retrouver, procédons du simple au complexe, et, pour mieux fixer les idées, suivons l'histoire d'une dent cariée dans toutes ses phases, depuis le moment où il s'est formé une cavité, jusqu'à la perte irrémédiable de l'organe. Nous avons vu déjà, au chapitre des *Obturations*, qu'on pouvait *boucher le trou*, avec : de la gutta-percha, du ciment, de l'or, de l'amalgame, ou un bloc de porcelaine. Mais la couronne de la dent cariée est tellement compromise qu'il n'y a plus de cavité capable de retenir une obturation, quelle qu'elle soit : que faire? La protéger *autour*, puisqu'on ne peut plus la protéger dedans, la *coiffer*, la renfermer entièrement dans une sorte de calotte, creuse, véritable gaine qui lui rendra sa forme primitive, celle qu'elle avait avant d'être cariée. Ces calottes, appelées *couronnes*, permettent de conserver le peu qui reste de la *couronne naturelle* de la dent, quel que soit le degré de la carie. On peut donc, par ce moyen, sauver une grosse molaire atteinte d'un second degré avancé, alors que l'impossibilité d'y faire tenir une obturation eût exposé la dent à se perdre complètement. Sans vouloir entrer dans la technique de ce travail, nous dirons en deux mots que le dentiste est obligé de meuler la dent naturelle, de façon à lui donner une carrure, un *cubisme*, si je puis dire, qui fasse de ses parois externes des murs verticaux, et non des plans inclinés, rentrants; faute de quoi la couronne artificielle, indéformable, pour passer au niveau le plus large, ne toucherait plus au niveau le plus étroit, c'est-à-dire au collet, et il en résulterait un vide préjudiciable à la tenue de cet appareil, en même temps qu'une cause d'irritation permanente pour la dent et la gencive à ce niveau. Cette calotte, étant ainsi exactement adaptée tout autour de la dent, fera l'office d'un chapeau ou d'un couvercle de boîte hermétique. Quant à la face triturante, celle qui est en rapport avec la dent d'en face, il va de soi qu'elle aura été préparée de façon à s'engrener parfaitement avec son antagoniste, comme il en était de la dent naturelle, avant toute carie.

Cet ajustement parfait de la couronne artificielle sur la couronne naturelle suffirait déjà à en assurer la tenue, mais non à empêcher la pénétration des liquides buccaux; c'est pourquoi on comblera tous les vides en scellant la calotte au moyen de ciment un peu clair (le même ciment qui sert aux obturations).

En quoi sont ces couronnes artificielles? La plupart du temps en métal, et surtout en or, en or à un titre assez élevé pour éviter toute oxydation dans la bouche; quelquefois en porcelaine, ou en combinaison mixte d'or et de porcelaine...

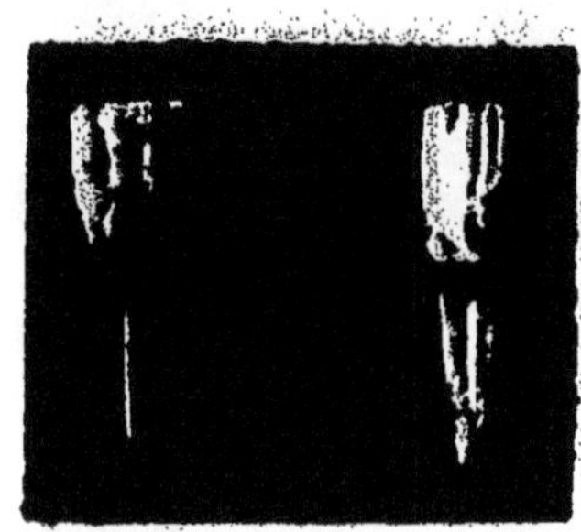

Fig. 37. — Dent à pivot.
A. Dent à pivot seule;— B. La même placée.

Ces dernières s'emploient surtout pour les dents visibles, les prémolaires par exemple.

Bien qu'on puisse également en faire usage pour les dents antérieures, canines et incisives, on préfère dans ce cas la dent à pivot.

Qu'est-ce donc que la *dent à pivot?* C'est une dent artificielle destinée à remplacer complètement la couronne disparue de la dent naturelle; ce n'est donc pas une dent complète, mais une dent sans racine, une couronne seulement. J'ai dit : une couronne *artificielle;* ce mot demande et provoque quelques explications. Il est évident qu'on pourrait se servir d'une couronne de dent *naturelle;* mais il y a à cela plusieurs inconvénients. En effet, outre la difficulté de se procurer une dent saine, intacte, ayant la forme, la couleur et la dimension voulues, le patient ne sera jamais flatté d'avoir dans sa bouche la dent d'un autre, une dent de *mort*, comme on dit souvent; puis, cette dent elle-même est une dent morte, qui se cariera très rapidement dans la bouche, prenant une vilaine teinte et une mauvaise odeur, et ne pouvant avoir, par conséquent, qu'une durée très limitée. Autrefois c'est ainsi qu'on procédait, et des maraudeurs sans scrupule arrachaient des dents aux cadavres sur les champs de bataille, ne craignant pas même de violer les sépultures pour trafiquer du produit de leur larcin. Puis vint l'époque où l'on utilisa l'ivoire d'éléphant, de rhinocéros et surtout d'hippopotame. Mais cet ivoire, si bien poli soit-il, ne peut imiter l'émail naturel des dents, et subit rapidement dans la bouche des altérations analogues à la carie. C'est ce qui a poussé à rechercher une substance qui, tout en imitant les dents naturelles, ne subisse pas de modifications au contact prolongé des liquides buccaux; la porcelaine réalise parfaitement ces desiderata, et « c'est à un Français, nommé Duchâteau, que nous devons les premières applications de la porcelaine à la prothèse dentaire en 1774[1] ». Ces dents artificielles,

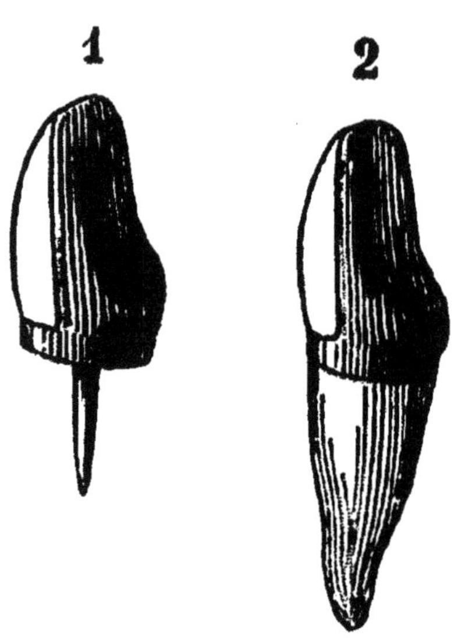

Fig. 38.
Dent à pivot avec bague.

1. Dr Chompret, *Atlas manuel de prothèse dentaire et buccale.*

minérales, imitent parfaitement l'éclat de l'émail des dents naturelles, et elles sont absolument incorruptibles, résistant aux acides les plus violents, ainsi qu'aux plus hautes températures, à condition, bien entendu, de ne pas y être soumises brusquement ; mais ce cas n'a pas à se présenter dans la bouche du client. Nous n'avons pas ici à entrer dans les détails techniques de la fabrication des dents minérales ; disons seulement en passant qu'au moyen de moules en laiton où l'on cuit la pâte, on peut leur donner toutes les formes désirables ; quant aux teintes, elles varient également à l'infini, et on les obtient par l'incorporation dans la pâte d'oxydes métalliques variés. Il va de soi que cette fabrication demande un temps et un outillage considérables et que le dentiste ne peut s'y livrer, ce qui lui reviendrait à un prix fou ; il a tout intérêt à s'adresser aux manufactures spéciales qui produisent les dents par millions. Aussi est-il à peine croyable qu'il y ait encore des charlatans assez osés pour affirmer et des gens assez crédules pour admettre que tel ou tel praticien se sert de dents spéciales dont il a le secret et le monopole. Si ce mensonge n'en était pas un, son intérêt immédiat serait de prendre un brevet et de fabriquer par millions des dents qu'il ne peut poser que par dizaines. Le fait seul d'une pareille affirmation permet de juger celui qui la fait.

Ainsi donc, voilà vidée une fois pour toutes, cette question des dents artificielles dont se servent les dentistes actuellement ; il n'y a ni secrets, ni monopoles ; les marques et les qualités varient, voilà tout. Les dentistes qui veulent faire des *affaires* à tout prix se serviront des moins bonnes, parfois même de dents achetées au rabais et ayant déjà servi, mais pas de dents humaines qui leur reviendraient beaucoup plus cher.

Revenons à nos moutons, c'est-à-dire à notre dent à pivot. La dent à pivot est donc, à l'heure actuelle, une couronne en porcelaine, que l'on fait tenir en la scellant dans la racine de la dent naturelle qu'il s'agit de remplacer. Il faut pour cela que cette racine soit encore solide, c'est-à-dire pas ébranlée, ni cassée ou fendue au delà de la gencive ; il faut en outre qu'elle soit saine, c'est-à-dire non infectée ; par conséquent il serait dangereux de sceller une dent à pivot dans une racine atteinte de périostite, et à plus forte raison s'il y a eu des abcès ou des fistules Seulement il n'est pas interdit dans ce cas de soigner, guérir et obturer la racine ; s'il ne survient alors aucun accident après deux ou trois semaines, on peut procéder à la pose de la dent à pivot.

Nombre de personnes s'imaginent qu'on perce la gencive ou l'os pour placer le pivot, et, par conséquent, ne se rendent pas compte que la présence d'une racine est nécessaire. Quelques autres croient qu'il faut *faire un trou* dans cette racine. Cela n'est pas exact non plus. En réalité le dentiste n'a pas à percer la racine ; il se contente de nettoyer, vider et agrandir le canal où il ne doit, bien entendu, rester aucun débris de pulpe.

Il y a différentes sortes de dents à pivot, soit que la dent soit *fabriquée* avec le pivot au centre même de la masse (dent de Logan), soit qu'on rajoute un pivot soudé à une contre-plaque rivée derrière les crampons d'une dent plate ordinaire, comme celles qu'on met sur les dentiers. Généralement les pivots sont en or ou mieux en platine ; on s'est servi également de pivots de bois, on comptait alors sur la pénétration de la salive pour gonfler le bois et faire tenir le pivot dans la racine; c'est assez dire le degré de propreté réalisé.

Il y a des dents à pivot qui se scellent *directement* dans la racine, au moyen de ciment, ou de gutta-percha; il y en a d'autres dont le pivot tient par un artifice dans une gaine métallique cimentée dans la racine formant au canal une paroi artificielle tubulaire. Le choix du procédé est surtout affaire au dentiste, qui juge d'après les cas; disons seulement que la dent de Logan est très jolie, et très naturelle, en ce que l'on n'y voit aucune trace de métal apparent, ni devant ni derrière; mais elle est plus épaisse et ne peut s'employer dans les bouches où l'articulation est basse, du moins en ce qui concerne les incisives et les canines; pour les prémolaires, c'est différent. C'est généralement à ces dents d'ailleurs que se borne leur application, bien qu'on puisse également poser des dents à pivot, mais plus rarement, sur les dents à plusieurs racines. Un autre inconvénient de la dent de Logan, c'est que, étant plus chère, il s'en fabrique moins, et le choix en est plus restreint.

Vous entendrez souvent médire de la dent à pivot par des gens prétendant que *ça ne tient pas*, que *ça donne des abcès*. Cela prouve tout simplement que l'opération a été faite dans de mauvaises conditions, ou bien lorsqu'elle était contre-indiquée. Mais, quand il s'agit d'une racine saine et solide, il n'y a rien de mieux, de moins gênant, de plus esthétique que la dent à pivot; elle n'encombre pas plus qu'une dent naturelle, c'est la véritable dent *sans plaque, ni crochet, ni ressort* dont parlent tant les prospectus des charlatans pour attirer la clientèle.

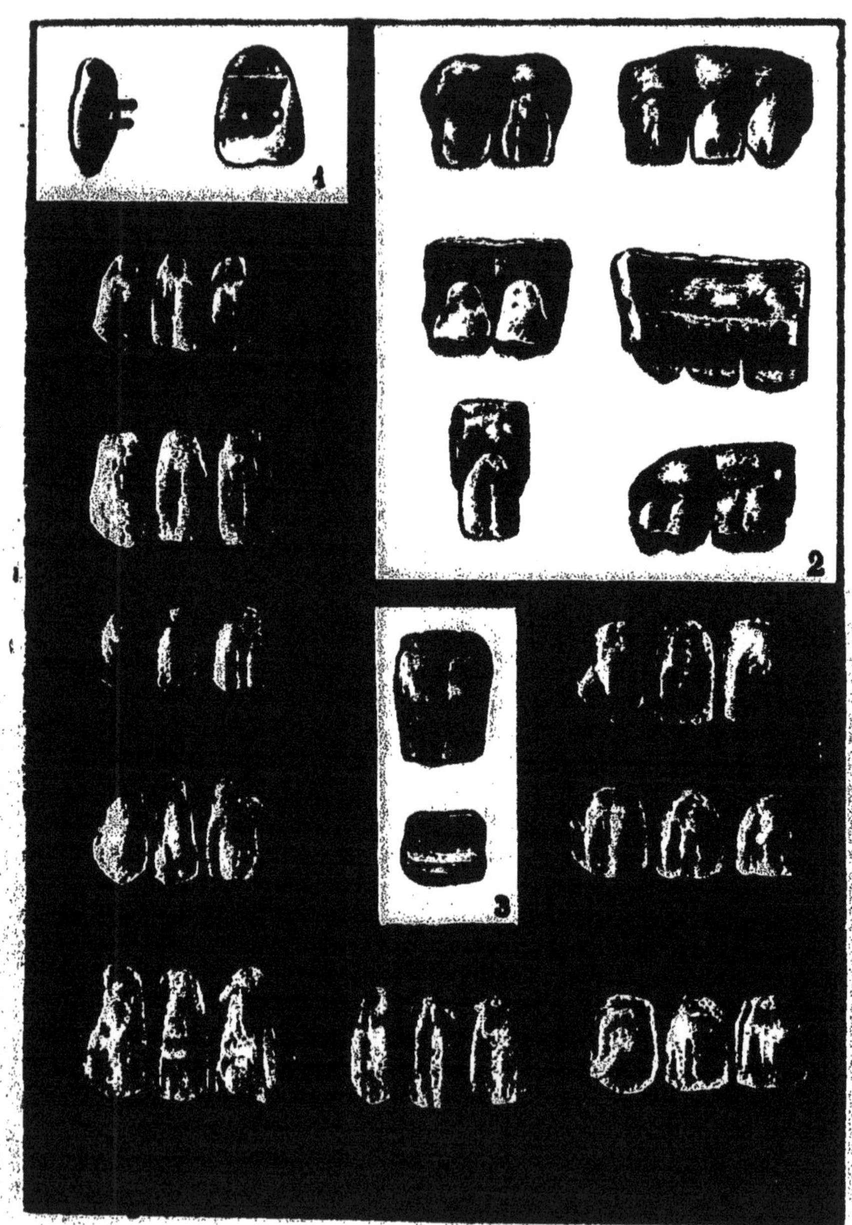

FIG. 39.

1. Dents plates à crampons de platine; — 2. Dents à gencives avec crampons de platine; — 3. dent à tube avec tige de platine; — 4. Spécimen de dents plates actuellement en usage.

La dent à pivot s'emploie pour remplacer la couronne détruite par la carie ; elle trouve également son indication en cas de fracture des dents du devant par chute ou coup ; c'est même le cas le plus favorable en ce sens qu'on retire la pulpe encore vivante, avant qu'elle ait eu le temps de s'infecter ; il faut, bien entendu, que la fracture ne porte que sur la couronne.

Quand on met une dent à pivot sur une dent à racines multiples, deux cas peuvent se présenter : ou bien toutes les racines sont assez fortes pour recevoir chacune un pivot, et on en met alors plusieurs ; ou bien, au contraire, une seule racine s'y prête et recevra le pivot ; mais les autres racines devront être soignées et obturées, tout comme si elles recevaient un pivot.

Il y aurait beaucoup à dire sur cette question, mais les quelques explications que nous venons de donner peuvent suffire au lecteur pour comprendre les services que la dent à pivot est à même de rendre.

Nous venons de voir comment, à l'aide d'une couronne, on *redonne à une dent abîmée sa forme primitive* intégrale, et comment une *dent à pivot remplace* complètement la couronne naturelle absente. Mais leur utilité ne se borne pas seulement à *la* dent qu'elles *complètent* ou *remplacent ;* l'une comme l'autre, la couronne comme la dent à pivot, peuvent porter *une* ou *plusieurs autres dents artificielles*, auxquelles elles servent de points d'appui. En combinant ces deux sortes de points d'appui et en les reliant par une bande métallique à laquelle on soude les *autres dents* qu'il s'agit de remplacer, on obtient ce qu'on appelle les *appareils à pont*, ou *bridge-work*. Ce qui a motivé cette dénomination, c'est que la bande métallique portant les dents de remplacement est en quelque sorte comme le tablier d'un pont dont les piles sont représentées par les points d'appui (dents à pivot et couronnes). Ce qui caractérise essentiellement ces appareils à pont, c'est l'absence de plaque ; ils tiennent dans la bouche le minimum de place. « Au point de vue historique [1], la prothèse à pont n'est pas, à proprement parler, une invention moderne. Déjà chez les peuples anciens on fixait des dents, confectionnées avec de l'ivoire ou des dents de morse, au moyen de fils ou de lames d'or. Dans des périodes plus lointaines encore, on se servait du fil de fer pour donner aux dents artificielles un point d'appui sur les dents naturelles. C'est ce que nous prouvent les figures représentées dans les œuvres relatives à ce sujet. En somme, tous ces modes de faire n'étaient autre chose que des travaux à ponts ; malheureusement leur construction imparfaite n'en permettait pas l'application assez étendue. Les progrès de la prothèse dentaire et le traitement conservateur des dents ont permis de faire revivre l'ancienne méthode. On peut, en effet, se servir, pour fixer les appareils, soit de coiffes placées sur les dents saines, ou malades (préalablement guéries), soit de pivots, capsules, petits tubes, etc., enfoncés dans les canaux radiculaires traités antiseptiquement. »

Cette citation permet au lecteur de se rendre compte qu'on peut varier à l'infini les combinaisons auxquelles donnera naissance la prothèse à pont, étant donné qu'il se présente rarement deux cas identiques.

---

[1] Thésée et Schütz, *Traité de Prothèse dentaire*, chez J.-B. Baillière.

Mais il y a deux conditions indispensables *sine quâ non*, à son application, c'est d'une part la qualité, et d'autre part le parallélisme des points d'appui ; sans la réunion de ces deux conditions, pas de bridges possibles, ou alors ils seront tellement défectueux qu'on devra y renoncer. Il en est d'eux d'ailleurs comme des dents à pivot ; mal faits ou tentés dans des conditions défavorables, leurs mauvais résultats les ont condamnés dans certains esprits prévenus qui veulent toujours généraliser d'après un seul cas. Voici, d'ailleurs, ce qu'en dit le Dr Thésée,

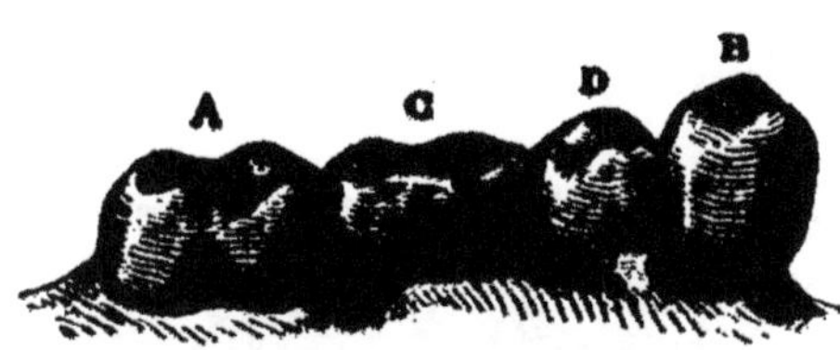

Fɪɢ. 40. — Bridge.

A et B sont deux couronnes servant de piles au pont que forment les 2 dents artificielles C et D.

vais résultats les ont condamnés dans certains esprits prévenus qui veulent toujours généraliser d'après un seul cas. Voici, d'ailleurs, ce qu'en dit le Dr Thésée, dans l'ouvrage précédemment cité : « Variées sont les opinions au sujet des pièces à pont. Aux louanges extrêmes s'opposent les réflexions sceptiques. *In medio stat virtus*. Si l'on étudie chaque cas, en se rendant bien compte de l'étendue et de la position des vides de l'arcade dentaire, si on choisit de bons points d'appui et qu'on observe de plus le mode d'articuler, en n'employant que de bons matériaux pour construire

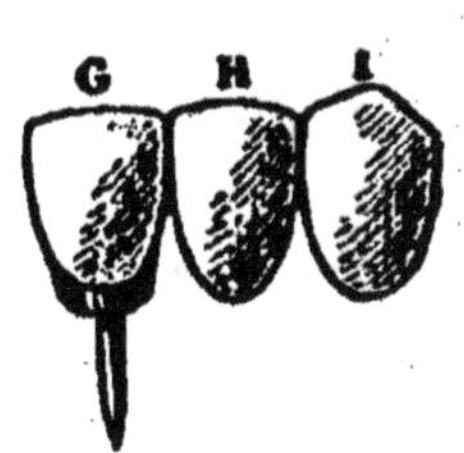

Fɪɢ. 41. — Bridge.

G est une dent à pivot portant 2 dents artificielles.

l'appareil, le résultat final sera excellent. Mais il faut tenir bien compte de toutes ces conditions et ne pas employer à tort et à travers ce mode de prothèse, sous peine d'avoir des déboires. Au contraire, en choisissant des cas propices, si l'exécution de l'appareil est habile, on obtiendra un résultat parfait, nous dirons même idéal comme prothèse dentaire. » On ne peut d'ailleurs pas poser de règles fixes à cet égard ; seul, le praticien est qualifié pour agir suivant les indications fournies par chaque cas en particulier.

Les bridges peuvent être tout petits, depuis la dent à pivot portant une seule autre dent, ou très grands, comprenant la presque totalité des dents manquantes, s'il y a quatre bons points d'appui symétriques, tels que les deux canines et deux grosses molaires ; tous les intermédiaires peuvent se rencontrer.

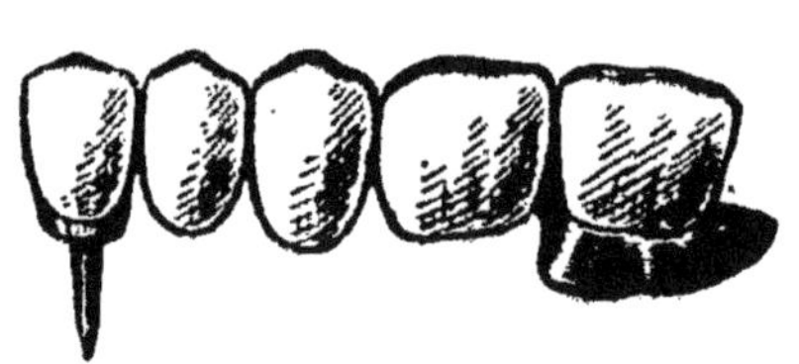

Fio. 42. — Bridges (5).
Bridge ayant une couronne et une dent à pivot portant 3 dents artificielles.

Les *bridges* tiennent le milieu entre les couronnes, toujours *fixes*, et les appareils à *plaque*, toujours amovibles, dont nous parlerons plus loin. C'est dire qu'on les fait tantôt inamovibles et fixes, scellés à demeure, ou, au contraire, amovibles, et démontables soit par le porteur lui-même, soit par le dentiste seulement. Les premiers se font de préférence pour les petites pièces, les seconds pour les pièces plus importantes ; l'avantage de ces derniers est que, d'une part, ils sont plus faciles à tenir propres, étant plus faciles à nettoyer, et d'autre part, en cas d'accident, ils sont plus faciles à réparer.

Le cadre de cet ouvrage ne nous permet pas de nous étendre sur ce sujet, qui comporterait à lui seul un gros volume ; nous dirons seulement que la commodité et la beauté des résultats obtenus mériterait à ce genre de travaux d'être plus répandus. Ce qui fait obstacle à leur diffusion, c'est, d'une part, leur prix de revient très élevé, tant à cause de la cherté des matériaux employés (or, platine, iridium, etc.) que de la difficulté d'exécution, et, d'autre part, la nécessité de très bons points d'appui. Cette nécessité est trop méconnue par les clients qui ne songent, en général, à remplacer leurs dents manquantes que quand elles sont tout à fait perdues, et qu'il n'y a plus aucune ressource à en tirer. Et voilà pourquoi ils sont si souvent condamnés à n'avoir que des *appareils à plaque.*

Parlons donc maintenant des *appareils à plaque*, puisque nous y voici arrivés, sans nous en apercevoir, conduits comme par la main par notre sujet même, qui suit pas à pas, pour y porter remède, les effets désastreux de la coupable négligence des patients.

Lorsque les dents qui restent dans la bouche ne peuvent plus recevoir ni couronne ni pivot, il n'y a d'autre ressource pour remplacer les absentes que de faire un appareil à plaque, un dentier, ou encore, pour parler un langage trivial, un râtelier.

Ce genre d'appareil a pour caractéristique d'être plus ou moins volumineux, et mobile, amovible, c'est-à-dire que le patient peut le mettre et l'enlever à volonté, pour le nettoyer. Mais ici, comme pour les autres travaux de prothèse, il faut encore que la bouche soit mise préalablement en bon état.

J'entends par là que les dents cariées soient extraites ou guéries, le tartre soigneusement enlevé, et les gencives exemptes de toute inflammation. Enfin, si on laisse des racines dans la bouche, elles doivent être désinfectées et obturées, tout comme on le fait pour une carie de la couronne. C'est faute d'observer toutes ces précautions que certains dentistes voient leurs clients se plaindre de ne pouvoir supporter leur appareil, et on condamne le système qui n'en peut mais, parce qu'on lui attribue la stomatite, les fluxions, abcès, fistules, névralgies, etc., que l'on aurait pu facilement éviter en préparant le terrain avant d'y bâtir. N'oublions pas de mentionner les dents branlantes qui doivent être guéries ou supprimées, faute de quoi elles seront éliminées au bout de peu de temps, et il faudra modifier ou recommencer l'appareil. Même inconvénient se présente avec les racines, qui supportent souvent mal la pression; il est, en général, préférable de les enlever, sauf peut-être au niveau des six dents antérieures de la mâchoire supérieure. Là, en effet, le retrait du bord alvéolaire, consécutif à l'extraction des racines, modifie fâcheusement l'aspect de la physionomie en raccourcissant la hauteur de la lèvre au nez; il y a donc intérêt à garder ces racines autant que possible.

Supposons que le nécessaire a été fait et qu'il n'y a plus rien qui cloche dans la bouche; allons-nous, n'écoutant que l'impatiente coquetterie du client, lui faire un appareil de suite, après lui avoir fait des extractions? Non, et cela pour plusieurs raisons. D'abord ses plaies sanglantes n'en supporteraient pas la pression. Combien faut-il de temps pour leur cicatrisation? Environ une dizaine de jours dans les cas favorables. Mais si, à ce moment, le patient peut supporter un appareil, il y a quelque chose qu'il ne peut empêcher, c'est le retrait de la gencive, la résorption du bord alvéolaire, laquelle se poursuit pendant un temps variable allant de quatre mois à une année. L'appareil fait peu de temps après les extractions ne se modifiant pas, il en résulte qu'au bout de quelques semaines il ne va plus. Si donc le patient veut d'emblée un appareil *définitif*, il doit attendre assez longtemps que sa gencive, ou plutôt sa mâchoire, ne change plus de forme. Si, au contraire, il ne peut se résoudre à rester plusieurs mois *brèche-dents*, il fera faire un appareil provisoire pour sauver les apparences en attendant. Il est bien certain que cela fait pour lui double dépense, car le fait qu'un appareil ne sera que provisoire n'en rend pas les matériaux ni la façon moins coûteux. Mais il y a des personnes qui ne veulent à aucun prix être vues sans dents ; elles les font alors remplacer *immédiate-ment* après les extractions, ayant même dans ce cas fait tout préparer à l'avance.

En quoi consistent donc ces préparatifs? Quelles sont les opérations préliminaires qu'il y a à faire avant que le patient puisse emporter son appareil? On peut assez bien comparer son cas à celui d'une personne qui va chez le tailleur se faire faire un habit sur mesure.

Une première séance est consacrée à prendre les mesures et choisir la teinte, une seconde à l'essayage, une troisième à la livraison, et, au besoin, une séance supplémentaire pour les retouches. Il en est de même pour notre patient; on prendra d'abord l'empreinte de ses deux mâchoires, séparément, puis leur *articu-lation*, c'est-à-dire la façon dont elles se rencontrent, la manière dont les dents mordent habituellement et la teinte de ces dents. Dans une seconde séance, on essaiera les fausses dents montées pour cela sur de la cire, afin de pouvoir rectifier ce qui n'est pas bien, avant de terminer l'appareil, qui sera livré dans une séance suivante, sans préjudice des retouches nécessaires; il va de soi que, dans l'intervalle de ces séances, le reste du travail s'accomplit dans le laboratoire de prothèse.

Mais, comme il faut que toute comparaison cloche, les esprits grincheux ne manqueront pas de m'objecter que le tailleur ne fait pas uniquement sur mesure, qu'il y a la confection.

Si je me permets cette remarque qui pourra, ami lecteur, vous sembler hors de propos, je vous demande de me la laisser justifier par l'anecdote suivante, dont je garantis très sérieusement l'authenticité ; le fait est arrivé à l'un de mes maîtres les plus respectés. Une brave femme se présente chez lui, sans avoir pris rendez-vous, avec l'intention de se faire faire un dentier. Le domestique lui fait remarquer qu'elle est exposée à attendre fort longtemps ; elle lui fit alors cette réponse : « Je sais que votre maître est très occupé, aussi je ne veux pas le déranger : dites-lui seulement de me passer la boîte aux râteliers, je chercherai moi-même ce qu'il me faut !!! » Absolument vaudevillesque, n'est-ce pas ? Et pourtant authentique. Il me sera donc bien permis d'insister sur la nécessité de prendre non pas une empreinte quelconque, mais une *très bonne* empreinte avant quoi que ce soit, car, sans cela, il est *impossible* de faire un dentier convenable. Or la pierre d'achoppement, le plus gros, pour ne pas dire le seul obstacle à la prise d'une bonne empreinte, c'est le patient lui-même. Beaucoup se croient obligés d'avoir mal au cœur ou d'étouffer pendant la prise de l'empreinte, sous prétexte qu'ils ont la bouche ouverte, ou la bouche remplie ; songent-ils à ces craintes chimériques en chantant ou en mangeant ? Pourtant ils ont aussi la bouche ouverte, ou remplie. Cela vient d'une terreur irraisonnée, la peur de l'inconnu, quelquefois, mais rarement de ce qu'il y a un peu trop de pâte à empreinte, et que le surplus va chatouiller la luette. Un peu de confiance et de laisser aller, avec une bonne respiration large, et tout rentre dans l'ordre; mais pendant ce temps-là, les mouvements désordonnés de l'impatient patient ont déformé l'empreinte, et il faut tout recommencer; en cela, comme en tout le reste, il vaut mieux savoir, c'est le meilleur moyen de n'avoir pas peur. Comment donc et avec quoi se prennent les empreintes?

Voici en deux mots la chose : Il y a deux catégories de substances à prendre l'empreinte : les unes se ramollissent à la chaleur, on s'en sert à l'état mou, et on les retire de la bouche quand elles commencent à être assez raffermies pour ne pas se déformer; ce sont des mélanges variables de cire, gutta-percha, paraffine, etc., plus ou moins colorés et parfumés; on leur donne le nom de godiva, stents, etc. L'autre genre de matière à empreinte est représenté uniquement par le plâtre qui, délayé dans l'eau, forme une bouillie claire, durcissant en quelques minutes, et qu'on peut alors retirer de la bouche sans crainte de déformation. Chaque substance a ses avantages et ses inconvénients; le godiva durcit plus vite que le plâtre, mais il y en a que sa chaleur, son goût et son odeur incommodent; en outre il est plus sujet à se déformer quand on le sort de la bouche : le plâtre n'est pas chaud et n'a aucun goût, mais il doit rester plus longtemps dans la bouche, et l'en sortir est parfois très laborieux; on ne l'a alors qu'en morceaux, car il casse, mais ne se déforme pas; seulement, c'est le cas ou jamais de dire : « les morceaux en sont bons » ; car tous ces petits fragments reconstituent, une fois remis en place, un modèle d'une fidélité irréprochable. N'empêchez donc jamais, vous qui me lisez, votre dentiste de prendre l'empreinte au plâtre, c'est la meilleur garantie qu'il puisse vous donner que votre appareil aura toute chance de bien aller ; pour la même raison laissez bien prendre l'empreinte aussi longtemps et autant de fois qu'il le jugera utile : *tout dépend de là*, comme d'un bon cliché dépend une bonne photographie ; abandonnez-vous au lieu de résister.

Quelle que soit la substance employée, le procédé est le même ; elle remplit un petit moule nommé *porte-empreinte ;* ce moule est en métal et épouse la forme de l'arcade alvéolaire.

Il y en a pour le haut et pour le bas : ceux du haut ne se contentent pas seulement d'emboîter l'arcade alvéolaire, mais aussi le palais ; c'est là qu'il importe de ne pas mettre trop de pâte, parce qu'en pressant le porte-empreinte au palais, la pâte reflue en arrière vers la gorge et peut provoquer la nausée ; à la mâchoire inférieure il n'y a pas cela à craindre. Il y a réellement très peu de personnes qui ne puissent pas supporter cette petite opération si bénigne ; d'ailleurs la tendance à la nausée peut être évitée en venant loin du repas, et combattue en badigeonnant le palais avec de la cocaïne ou encore chez les gens très nerveux en leur faisant prendre trois ou quatre jours d'avance du bromure de potassium.

Beaucoup de personnes qui viennent se faire faire un dentier du haut sont toutes surprises que le dentiste prenne l'empreinte de la mâchoire inférieure également ; elles ne se rendent pas compte que, pour placer les fausses dents *comme il faut*, il est nécessaire de connaître les rapports qu'elles affecteront avec les dents antagonistes. Et pour cela il est indispensable de reproduire non seulement le moulage de chaque mâchoire séparément, mais encore d'obtenir par un artifice la position où ces deux moulages devront se rencontrer, comment les dents d'une mâchoire devront s'engrener avec les dents opposées de l'autre mâchoire. Que le lecteur nous pardonne notre insistance, mais c'est là le point capital, et celui qui intéresse tout particulièrement le patient, car là, en réalité, tout dépend de lui, et s'il donne de fausses indications, l'appareil n'ira pas ; ici, sa bonne volonté, sa collaboration intelligente sont la condition *sine qua non* du succès. En quoi consiste donc son rôle et comment le remplir ? C'est bien simple, et par cela même très difficile à réaliser, car plus vous vous y efforcerez, moins vous y réussirez. Il s'agit tout simplement, et rien de plus, de *fermer la bouche naturellement ;* c'est un acte que vous avez accompli des millions de fois dans votre vie, en parlant comme en mangeant, mais machinalement, sans y penser, et bien. Dès que vous voulez le faire consciemment, tout va de travers, vous avancez le menton, vous grincez des dents, et ce n'est plus votre *vraie* façon de mordre, d'articuler. Nous avons vu, au chapitre de la *Physiologie des mouvements des mâchoires,* comment nous pouvons modifier leurs positions réciproques ; mais il en est une, celle du repos, que le dentiste a besoin de repérer en quelque sorte. Nous avons vu que les dents du devant n'affectent pas en bas et en haut les mêmes rapports chez toutes les personnes ; mais ce qu'il y a de constant, c'est l'engrènement des molaires, et c'est cela que le dentiste vous demande quand il prend l'articulation ; le meilleur moyen en ce cas d'être naturel est de chercher à mordre une mince feuille de papier avec les dents du fond, en même temps qu'on avale sa salive. En donnant bien votre articulation, vous évitez de nombreux déboires à vous et à votre dentiste.

Cela fait, reste à choisir la teinte des dents artificielles. Devrais-je avoir besoin de dire qu'elles doivent ressembler le mieux possible aux dents naturelles qui *restent* dans la bouche ? Et, pourtant, nous voyons journellement des personnes âgées assez peu sensées vouloir de *jolies petites dents blanches*, pour voisiner avec leurs *vilaines grandes dents jaunes* ; il est impossible de crier plus haut sur les toits qu'on possède des fausses dents. Ici plus que jamais, laissez-vous guider par votre dentiste ; il n'a aucun intérêt à vous choisir une teinte plutôt qu'une autre, pourvu qu'elle s'harmonise avec les vôtres ; c'est d'ailleurs là un point assez difficile à résoudre.

Tout ce que nous venons de dire concernant l'empreinte, l'articulation et la teinte, s'applique à tout système de pose des dents artificielles et n'est pas spécial aux seuls appareils à plaques. Voici maintenant ce qui les concerne particulièrement.

Les plaques des dentiers peuvent se ramener à deux types principaux : le premier comprend le celluloïd et la vulcanite ; le second, les métaux, platine, alliage et or. Les plus employés sont la vulcanite et l'or ; actuellement, le platine étant beaucoup plus cher que l'or, il n'y a aucun intérêt à l'employer pour les plaques. Méfiez-vous des dentistes qui, tablant sur votre ignorance, vous proposeront une plaque en platine moins cher qu'en or, ce ne sera pas du platine, mais un alliage à bas prix, dont le moindre inconvénient est de se trouer et de nécessiter de fréquentes réparations.

Ne pouvant ici passer en revue toutes les matières et tous les systèmes employés, nous nous bornerons à quelques notions sur la vulcanite et l'or.

La vulcanite, ou caoutchouc vulcanisé, a pour elle l'avantage du bon marché ; un appareil en vulcanite ne revient pas à plus de moitié prix de ce qu'il coûterait en or. Il a encore comme avantages son poids moindre, sa couleur plus naturelle, la facilité et le prix peu élevé des réparations. Il n'a guère d'autre inconvénient, et encore ! dans des bouches mal tenues, que son odeur, d'ailleurs presque imperceptible quand il est de bonne qualité, bien poli et nettoyé comme il faut. Néanmoins, il est certain que l'or est plus facile à tenir propre ; on le préférera en général pour les petites pièces, les pièces partielles, car pour les grandes pièces, et surtout pour les dentiers complets, sa cherté et son poids seront deux inconvénients sérieux. D'ailleurs il ne faut pas croire qu'on a toujours le choix entre les deux ; non. Car ce n'est pas le client, ce n'est pas le dentiste, c'est la *bouche* qui commande, et j'entends par là, la hauteur de l'articulation, la manière dont les dents s'articulent ; je m'explique.

Regardez une bouche où il s'agit de remplacer, par exemple, les six dents du devant à la mâchoire supérieure ; priez le patient de fermer la bouche bien naturellement ; il y aura un vide dans cette région, depuis la gencive supérieure jusqu'au bord libre des dents antérieures de la mâchoire inférieure. Si ce vide a une hauteur de 1 centimètre et plus, nous pourrons monter les dents artificielles sur une plaque de caoutchouc; mais si les dents mordent très serré, presque dans le palais, la chose n'est plus possible, et seul, l'appareil en métal, en or, si vous voulez, aura la minceur nécessaire, une solidité suffisante, tandis que le caoutchouc si mince ne résisterait pas; et d'ailleurs il ne serait pas possible d'y faire tenir les dents. Voyons donc rapidement comment on *attache* les dents dans la plaque. Les dents artificielles portent généralement deux petites tiges de platine qui, introduites dans la porcelaine avant la cuisson, dépassent d'environ 3 à 4 millimètres du côté qui se trouve à l'intérieur, dans la bouche. Ces tiges ou crampons se recourbent pour mieux retenir le caoutchouc, et pour que les dents tiennent solidement dans la plaque, il faut une certaine épaisseur de caoutchouc. Avec les plaques en métal, il n'en est pas de même, le mode d'attache étant tout différent; la partie postérieure ou interne (si l'on préfère) de la dent est blindée au moyen d'une petite plaquette de métal, dite contre-plaque, percée de deux petits trous au niveau des crampons qu'on rive dessus; on peut alors y souder une queue en métal, perpendiculairement à la contre-plaque, cette queue va se perdre dans la plaque de métal, à laquelle on la soude; de la sorte, la dent est bien plus solidaire de la plaque qu'avec le caoutchouc, et sous une épaisseur moindre; c'est pourquoi on emploie ce système dans les bouches à articulation basse; l'inconvénient est uniquement d'ordre financier. Pour y obvier, on peut employer un moyen terme, en se servant de dents contre-plaquées avec une queue métallique allant se perdre dans une plaque de caoutchouc, ou bien encore on les monte sur une plaque d'or étroite qui peut se continuer en arrière avec une plaque en caoutchouc; toutes les combinaisons or et caoutchouc sont possibles, mais

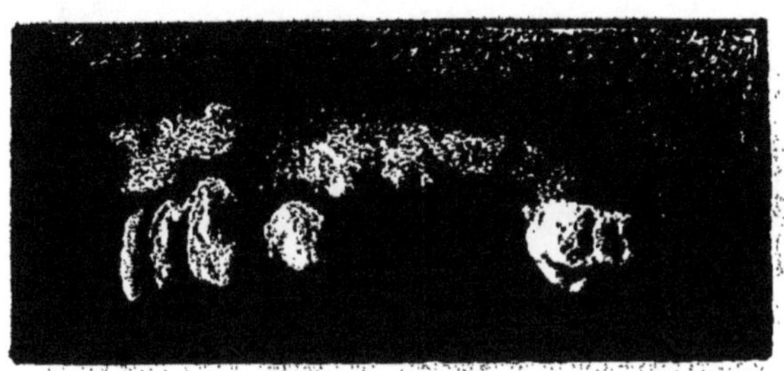

Fig. 43. — Bouche où il manque 2 dents.

ont l'inconvénient dans certains cas de rendre les réparations plus difficiles et plus coûteuses.

Comment les dents artificielles se continuent-elles avec la gencive naturelle? Il y a deux façons de s'y prendre; si la gencive naturelle n'a pas subi grand retrait, et à plus forte raison si les racines subsistent, la fausse dent épou e le relief du bord de la gencive, elle est ajustée directement dessus et semble en sortir, comme une dent naturelle. Si, au contraire, à la suite d'extractions, la gencive s'est beaucoup retirée, on n'ajuste pas les fausses dents dessus, elles seraient trop longues, et ressembleraient à des dents déchaussées; on les monte alors sur de la fausse gencive, laquelle emboîte exactement en se moulant sur elle la gencive naturelle. Cette fausse gencive se fait de deux façons : ou bien en caoutchouc rose ou en por-

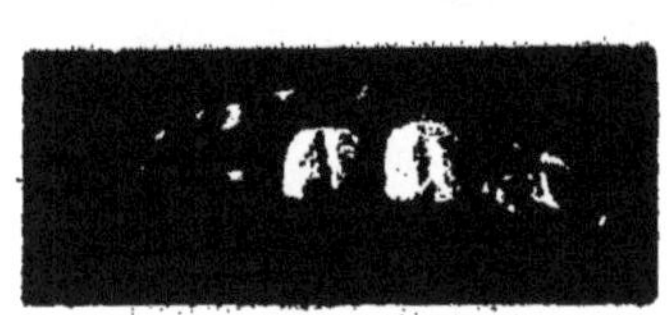

Fig. 44. — Plaque de 2 dents.

celaine rose, cette dernière est de beaucoup plus jolie et esthétique.

Maintenant, comment tiennent les appareils à

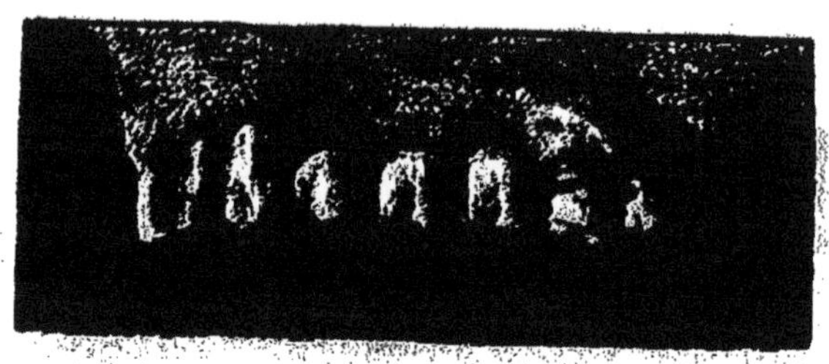

Fig. 45. — Appareil en place.

plaques? Si la plaque est étroite, on est générale-ment obligé de mettre des crochets en or, en maille-chort ou en platine; les crochets plats et larges tiennent mieux et abîment moins les dents qu'ils en-serrent que les crochets étroits, dits fils ou demi-joncs; ils ont l'inconvénient d'être plus visibles. Ne cédez jamais par coquet-terie à la tentation de faire mettre des fils qui remontent sous la gen-cive, c'est vous exposer à perdre rapidement la dent point d'appui.

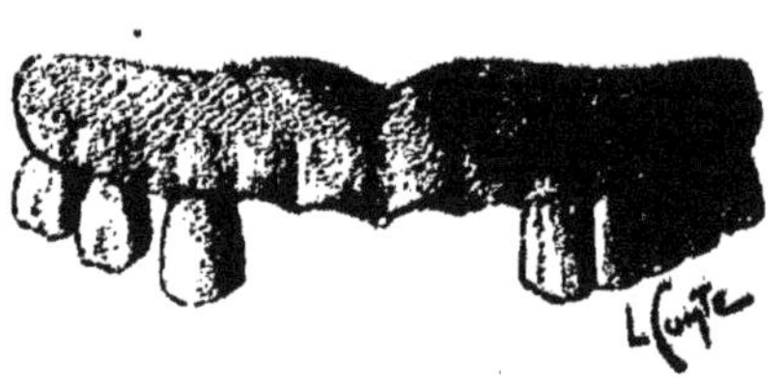

Fig. 46.

Mais, me direz-vous, quand il n'y a plus de points d'appui et que le dentier est complet, comment tien-dra-t-il? Si la voûte palatine n'est pas trop plate, s'il y a encore un bon rebord alvéolaire et qu'on ait pris une bonne empreinte au plâtre, le dentier du haut tiendra par son exacte adaptation, par la force d'adhérence. « On entend par là, dit le Dr Chompret, la force d'at-traction qu'exercent l'une sur l'autre deux surfaces qui se trouvent en contact sur tous leurs points ou seulement sur leurs bords lorsqu'une mince couche liquide s'interpose entre elles (feuille humide sur une pierre, | timbre-poste sur une enveloppe, etc.). Avec

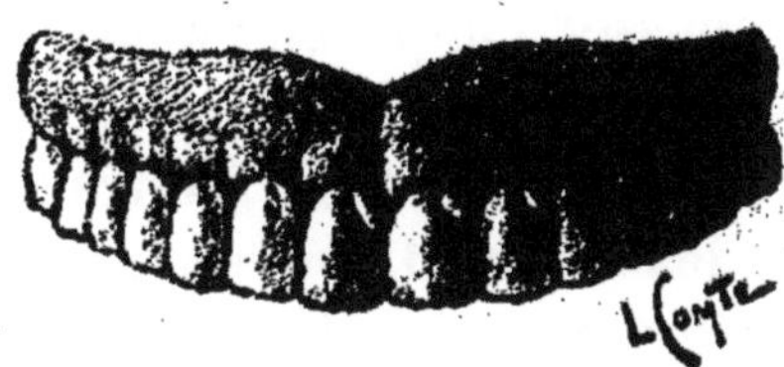

Fig. 47   Fig. 48.

une plaque bien ajustée sur la muqueuse, la salive remplit les interstices et produit l'adhésion. » Plus la surface de contact est grande, et mieux cela tient; ne redoutez donc pas les grandes plaques palatines, elles tiennent mieux et gênent moins que les petites, dans

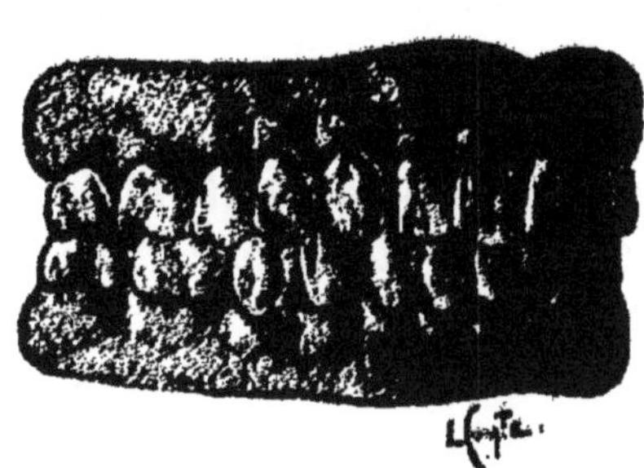

Fig. 49.

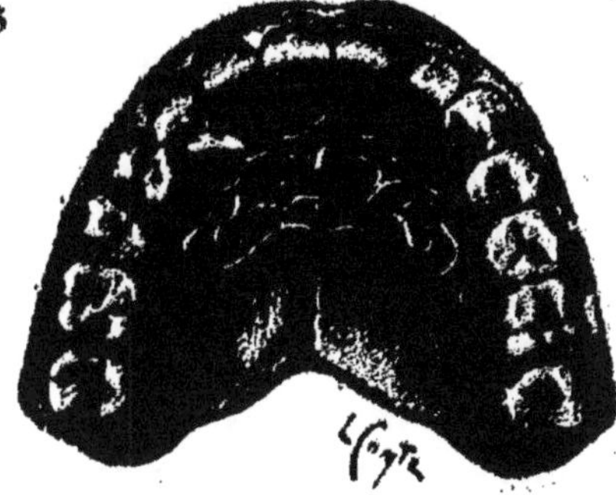

Fig. 50.

lesquelles la langue vient sans cesse en contact avec le rebord postérieur, tandis qu'elle ne peut se reculer assez pour le rencontrer quand la plaque va plus loin en arrière.

Il est évident, bien que cela étonne en général,

qu'une pièce complète du bas ne tient pas aussi bien que celle du haut; en effet, la surface d'application est beaucoup moindre, et, de plus, essentiellement mobile, puisque la mâchoire inférieure est constamment en mouvement, et, en outre, entourée de parties mobiles, langue, lèvres, joues, qui tendent constamment à chasser l'appareil; aussi, tandis que la légèreté favorise la tenue d'un dentier supérieur, c'est au contraire du poids qu'il nous faudra pour le bas; c'est pourquoi on les alourdit souvent avec du métal.

Supposons maintenant une bouche où la résorption soit plus accentuée, le palais est plat, et les rebords alvéolaires à peine marqués; dans ces cas, on fait au palais artificiel une cavité du vide qui agit comme une ventouse et donne une certaine tenue; mais il faut un certain temps, plusieurs jours, pour que la *succion* se fasse; on peut, en attendant, pour favoriser la tenue de l'appareil, saupoudrer la surface de contact avec de la *gomme adragante* en poudre. Pour les appareils du bas, les succions n'ont pas donné grand résultat.

Enfin, dans les cas les moins favorables, il reste une ressource suprême : les ressorts. Le dentier du haut et celui du bas sont solidaires l'un de l'autre et reliés au moyen de ressorts en spirale venant s'attacher à des petits boutons et porte-ressorts fixés dans la plaque au niveau de la première molaire. Dans la bouche ces ressorts décrivent une concavité en U qui regarde en avant; il faut faire attention, en mettant et en retirant le dentier, à ne pas changer le sens de cette courbe, ce qui finirait par couper et casser les ressorts.

Les ressorts se font en maillechort doré, argent doré, et en or; il y a différentes grosseurs, et ils semblent plus ou moins durs au porteur; le dentiste les choisit d'après la conformation de la bouche, la hauteur de l'articulation et la puissance des muscles masticateurs. Quand ils cassent, on peut les faire changer facilement.

Nous ne pouvons entrer ici dans les détails et avons dû nous contenter de généralités qui permettent au lecteur, ou mieux au patient de comprendre ce qu'on lui fera, et de ne pas demander l'impossible. Il doit surtout bien se persuader qu'on n'a pas à soixante ans la bouche faite comme à dix-huit ans et que le dentiste doit se baser sur les données actuelles, et non sur des souvenirs de jeunesse.

Il n'y a pas que des dents à crampon, mais ce sont de beaucoup les plus employées. Citons seulement pour mémoires les dents à tube; je le répète, ce livre n'est pas destiné à faire des dentistes.

Lorsque l'appareil est terminé, il n'y a plus qu'à le poser; cela ne va pas toujours sans retouches et sans modifications, et, s'il faut de la patience au client, il en faut non moins au dentiste. Ne soyez donc pas surpris si tout ne va pas au gré de vos désirs; tant qu'il n'a pas fini les retouches nécessaires, et même lorsque vous quitterez son cabinet, emportant l'appareil dans votre bouche, dites-vous bien que des changements inattendus vont se faire à l'usage.

Il y a d'abord la gêne résultant de la présence de ce corps étranger dans la cavité buccale; cette gêne porte principalement sur deux actes, la phonation, ou, pour parler plus exactement, l'articulation des mots, d'une part, et la mastication d'autre part. Pour ce qui est de la parole, l'accoutumance est très vite établie, plus rapidement chez la femme, prétendent les mauvaises langues qui les accuseraient pour un peu d'être bavardes ; mais que d'hommes sont femmes sur ce point ! Habituez-vous de suite à parler avec votre appareil, ne fuyez pas les occasions, provoquez-les plutôt et, si vous êtes seul, lisez tout haut ; en un jour ou deux, vous y serez fait. Pour manger, c'est un peu plus long, comptez une bonne semaine en moyenne ; vous commencerez par des potages, des purées, puis la viande coupée en petits morceaux. Si tout va bien, la gêne disparaîtra et l'accoutumance se fera ; pour que la pièce tienne bien, quand il n'y a ni crochets ni ressorts, il faut parfois un peu plus de temps, il ne faut pas se décourager. Si la pièce bascule en fermant la bouche, c'est qu'il y a lieu de modifier l'articulation ; si la pièce blesse la muqueuse et y produit une petite écorchure (ulcération) c'est qu'elle porte trop en un point ; retournez chez votre dentiste, il fera les retouches nécessaires. Maintenant, votre pièce va très bien et ne vous gêne plus. Vaut-il mieux la garder ou non la nuit? En général oui, sauf dans les cas où la pièce pourrait se détacher en dormant. Quels soins d'entretien et de propreté doit-on lui donner? Simplement la laver et brosser à l'eau de savon, mais pas d'eau chaude pour le caoutchouc [1], autant que possible, le faire après les repas, en se mettant au-dessus d'une cuvette pleine d'eau, afin que, si elle échappe, le choc soit amorti, sans quoi elle se casserait. Je suppose néanmoins que l'appareil se casse, ou se fende, ou qu'une dent s'éclate, que faire? Le porter à réparer ; il est rare que la chose ne puisse se faire sans entraîner à de gros frais ; les dentistes peu scrupuleux qui vous pousseraient dans ce cas à faire faire

1. Cela le déformerait.

un appareil neuf n'en veulent qu'à votre porte-monnaie. Si, lorsque vous avez une pièce partielle, une de vos dents à vous vient à disparaître, il est *généralement* possible de la remplacer sur votre pièce ; mais, si la bouche a considérablement changé, s'il y a beaucoup de retrait, la pièce ne porte plus bien, ou plutôt elle porte à faux, et se cassera en mangeant. Dans ce cas, plutôt que de faire une réparation qui ne saurait améliorer les choses, mieux vaut faire un remontage, c'est-à-dire refaire une pièce neuve en se servant de ce qui est utilisable, il y a toujours avantage pécuniaire à opérer ainsi. Quant aux personnes qui ne regardent pas à la dépense, elles feront sagement en ayant une pièce de rechange, de façon à ne pas être privées de leurs agréments en cas de réparation ; seulement dans ce cas il faut qu'elles portent leurs deux pièces alternativement, soit l'une le jour, l'autre la nuit, soit chacune une semaine, comme l'adjudant qui, lui aussi, est de semaine.

Les pièces du bas s'incrustent facilement de tartre à la face postérieure, c'est une simple question de nettoyage au blanc d'Espagne pour le faire disparaître. Même procédé pour redonner le poli et le brillant aux pièces d'or si elles noircissent un peu dans la bouche.

Telles sont, très brièvement résumées, les notions les plus utiles à posséder sur le remplacement des dents. Mais la prothèse ne borne pas là ses services ; elle s'appliquera encore très utilement pour combler les perforations du palais, et empêcher à la fois le nasonnement de la voix, et le reflux des boissons dans le nez. Le Dr Claude Martin, de Lyon, a inventé un petit appareil permettant de téter aux bébés atteints de bec-de-lièvre. Il a également combiné, avec une ingéniosité remarquable, des appareils destinés à combler les pertes de substance des os maxillaires nécrosés, ou enlevés chirurgicalement dans certains cas de blessures, ou de tumeurs; certains de ces appareils sont posés de suite (c'est la prothèse immédiate), de façon à diriger la cicatrisation et la réparation des tissus, pour éviter les brides cicatricielles qui déformeraient le visage, et géneraient l'action des muscles de la face.

Le prothésiste remplit encore son rôle dans les cas de fractures des mâchoires, quand il s'agit de ramener et de maintenir les fragments déplacés. Enfin, il n'est pas jusqu'au nez et à l'oreille que d'ingénieux praticiens n'aient trouvé moyen de remplacer chez des malheureux que l'horreur d'être défigurés eût poussés au suicide. Si nous ajoutons à ce bilan tous les travaux de redressement des dents et des mâchoires qui sont aussi nombreux que variés, nous voyons que le rôle du prothésiste est extrèmement étendu et qu'il peut rendre les plus grands services.

Il faut pour cela être à la fois, mécanicien, artiste et connaître à fond l'anatomie humaine.

C'est beaucoup demander à un seul homme, et cependant ce sont là les qualités indispensables pour faire un *bon* dentiste.

DU CHOIX D'UN DENTISTE

Nous voici bientôt arrivé au terme de cet ouvrage ; après vous avoir démontré qu'il faut faire soigner sa bouche, pourquoi, quand et comment, il ne nous reste plus qu'à voir par qui. « Eh ! parbleu ! par un dentiste », me direz-vous, c'est évident. Ça devrait l'être, tout au moins, mais pas pour tout le monde, puisqu'il y en a encore aujourd'hui qui s'adressent à un coiffeur, un herboriste, un pharmacien, etc. Considérons néanmoins la chose admise en principe ; mais y a-t-il dentistes et dentistes, comme il y a fagots et fagots ? Nous ne parlons pas ici, bien entendu, de différences individuelles, mais de catégories. Pour bien répondre à cette question, il importe de remonter brièvement aux origines de la profession.

Ces origines sont fort lointaines, puisqu'il y a, dans Hippocrate, un chapitre consacré aux maladies de la bouche et des dents ; il en est fait mention également dans les ouvrages de Galien et d'un certain nombre de médecins célèbres de l'antiquité, dont le savoir embrassait tout ce qui intéressait leur art, y comprenant les dents, tout comme le nez ou les oreilles. Plus tard, se créèrent les spécialités ; il y eut des médecins qui s'occupèrent exclusivement des yeux, d'autres des accouchements. Du temps d'Ambroise Paré, qui fut vraiment le père de la chirurgie, cette dernière, qui comportait à peu près exclusivement ce qu'on appelle aujourd'hui les opérations de petite chirurgie (saignée, cautères, etc.), était aux mains des barbiers qui se chargeaient également d'arracher les dents (à Paris même, quelques perruquiers, exerçant illégalement l'art dentaire, se voyaient encore il y a peu d'années). En France, c'est Fauchard qui fut le premier dentiste remarquable : il écrivit en 1728 un traité qui fait encore autorité sous certains rapports. Vint ensuite toute une pléiade de dentistes dont les noms ont demeuré, et qui firent faire, par leurs travaux, de grands progrès à leur art, étudiant aussi bien les affections de la bouche que les ressources de la prothèse. Puis, succédant à la Révolution, vint une période d'effacement, pendant laquelle notre malheureuse profession, ignorée par la loi, tomba un peu dans toutes sortes de mains, fut exploitée souvent par le charlatanisme et se trouva, de ce fait, atteinte d'une déconsidération dont elle ne s'est pas encore *complètement* relevée à l'heure actuelle, aux yeux du public et même, je dirais presque : surtout, aux yeux des médecins. Cependant quelques médecins courageux, bravant la défaveur, s'attachaient à relever le niveau de l'art dentaire et dans le dernier tiers du siècle leur nombre s'accrut progressivement ; les travaux se multiplièrent sur toutes les questions d'anatomie et de pathologie en rapport avec la bouche et les dents, démontrant victorieusement les liens étroits qui existent entre cette région et tout le reste de l'organisme et combien il était regrettable que les médecins ne fussent pas un peu dentistes et les dentistes un peu médecins ; le nom de Magitot jeta alors un très vif éclat par le nombre et l'autorité de ses travaux, et l'Académie de Médecine ne crut pas déchoir en l'admettant dans son sein, honneur renouvelé depuis à deux autres de nos collègues. En même temps, en Amérique, Horace Wells découvrait l'anesthésie générale, rendant par là un immense service non seulement à son art (car il était dentiste), mais encore à toute la chirurgie en général. Puis nous vinrent du même pays de nombreux perfectionnements dans tous les travaux de dentisterie proprement dite, tant opératoire que prothétique, et l'on peut dire que, depuis cette époque (1890 environ), les progrès ont marché à pas de géant. Mais n'oublions pas que le véritable berceau de l'art dentaire est en France. Voici d'ailleurs en quels termes le reconnaît un Américain lui-même, M. Edward Kirk. « Il m'a toujours paru pitoyable que notre profession ait si peu le culte du souvenir des grands hommes qui l'ont amenée au point où elle est actuellement. Fauchard, plus que tout autre, est digne de louanges pour son œuvre, pour ses aspirations vers des choses meilleures, pour l'élan qu'il a donné à la dentisterie. Nous tous, nous devons ce que nous appelons la dentisterie américaine à l'énergie et au génie de Fauchard, et voici comment je le prouve. Comme nous le savons tous, la première dentisterie fut importée de France dans notre colonie naissante par certains hommes éminents de nos alliés dans le mouvement révolutionnaire. Parmi eux étaient Lemaire et Gardette, qui vinrent en ce pays avec les forces auxiliaires françaises sous Rochambeau, dans les derniers jours de la révolution coloniale. Bien que l'histoire ne dise pas que Lemaire, qui pratiqua en Amérique, fut un élève de Fauchard, il appartenait à cette période durant laquelle toute la dentisterie française était façonnée et modelée d'après l'œuvre et la pensée de Fauchard. De sorte que je pense fondée la croyance que la souche de la dentisterie américaine est née en France et fut transportée sur le sol américain par deux confrères ses contemporains. Elle s'est transmise grâce à l'enseignement que Lemaire donna à Flagg, le grand-père de Foster-Flagg, que nous avons connu. Ces quelques mots montrent, j'espère, de quelle façon directe la dentisterie américaine est dérivée de la dentisterie française. »

Nous n'avons pu résister au plaisir de citer cette page, témoignage précieux pour nous. Que le lecteur nous pardonne cette digression, et revenons à nos moutons. Nous en étions à la fin de la période où l'art dentaire n'était réglementé d'aucune manière en France, sinon par la seule obligation de payer patente pour l'exercer. Vint alors la loi de 1892 sur l'exercice de la médecine, qui règle non seulement l'exercice de la médecine proprement dite, mais encore celui d'un certain nombre de professions s'y rattachant (pharmaciens, sages-femmes, dentistes). De ce jour le dentiste a une existence légale ; des obligations lui sont imposées, des droits lui sont conférés avec un titre (celui de chirurgien-dentiste) et un diplôme qui doivent constituer pour le public une garantie de sécurité. En est-il réellement ainsi ? nous reviendrons sur cette question.

En somme, avant la loi de 1892 sur l'exercice de la médecine, la profession de dentiste était librement ouverte à tous, comme celle d'épicier ou de marchand de meubles. Etait dentiste qui voulait, avec ou sans diplôme. Les seuls diplômes qu'il y eût alors en France étaient délivrés par les écoles dentaires et indiquaient que ceux qui les possédaient avaient fréquenté ces écoles, établissements dus à l'initiative privée; mais ces diplômes n'étaient nullement nécessaires pour avoir le droit d'exercer l'art dentaire. Depuis cette loi de 1892, il est expressément stipulé que, seuls, peuvent exercer l'art dentaire en France :

1° Les dentistes patentés avant 1892 (la loi n'ayant pas d'effet rétroactif) ;

2° Ceux ayant obtenu le diplôme spécial après avoir pris douze inscriptions dans les écoles dentaires et subi devant un jury de la Faculté de Médecine trois examens. De ces trois examens, les deux premiers portent sur des notions d'anatomie, physiologie et pathologie générales : le troisième porte exclusivement sur tout ce qui se rattache à l'art dentaire; c'est un examen à la fois théorique et pratique.

Munis de ce diplôme, les dentistes ont le droit de pratiquer toutes les opérations se rattachant à leur spécialité, y compris l'anesthésie générale et locale, droit que ne possèdent pas les anciens patentés, non diplômés. Aussi un certain nombre de ces derniers, bien que pouvant exercer sans le diplôme, se sont-ils décidés à l'obtenir, afin d'avoir le droit d'anesthésie; on ne peut que les en féliciter.

3° Enfin, les docteurs en médecine français, c'est-à-dire ayant obtenu leur diplôme près d'une faculté de médecine française. Ceux-là ayant le droit de soigner tout le corps humain, ont tout naturellement le droit d'en soigner une partie, qui se trouve ici la bouche.

Il serait absurde de prétendre qu'ils peuvent être bons dentistes sans avoir étudié la *pratique* de l'art dentaire ; mais il ne l'est pas moins de soutenir, comme on l'a fait, qu'ils sont moins aptes à le devenir que d'autres. Les *médecins stomatologistes*, c'est-à-dire soignant la bouche et les dents, sont des spécialistes au même titre que l'oculiste, le laryngologiste, l'accoucheur ; or, vous imaginez-vous que ces derniers n'ont pas étudié à part, après leurs études de médecine générale, tout ce qui concerne la technique et l'instrumentation de leur spécialité ? Celle du dentiste est plus compliquée, je vous l'accorde, aussi y passe-t-il plus de temps ; c'est d'ailleurs son intérêt bien évident d'être à la hauteur de son rôle et de ne pas se montrer inférieur à ses confrères non médecins. Certains voudraient qu'on exige qu'il passe également les examens qui confèrent le diplôme spécial ; pour ma part, je n'y vois nul inconvénient, je l'avoue ; je ferai seulement remarquer qu'on n'exige rien de tel de l'accoucheur, ni de l'oculiste ; la spécialité n'est qu'une branche de la médecine.

En dehors de ces trois catégories nul n'a le droit d'exercer l'art dentaire en France, et ceux qui le font exercent illégalement et s'exposent à des poursuites.

Mais, me direz-vous ? Quelle est la valeur de ce diplôme comme garantie de sécurité pour le public ? Mon Dieu, rien n'est parfait ici-bas, et on pourrait dire : « Tant vaut l'homme, tant vaut le diplôme. » Le résultat le plus clair de la loi qui l'a institué fut de multiplier outre mesure le nombre des dentistes, dont il consacrait l'existence légale. Certains, parmi les diplômés, s'en sont émus, car la concurrence illimitée dans une profession où la santé publique est en jeu n'est pas une garantie de sécurité, ni pour celui qui l'exerce, ni pour ceux au profit, et trop souvent, hélas! aux dépens de qui elle s'exerce. Aussi voudraient-ils mettre une barrière à l'entrée même de la profession, en exigeant le baccalauréat au lieu du simple certificat de grammaire pour commencer les études et prendre les inscriptions; on pourrait y joindre une limite d'âge, car il semble inquiétant que des jeunes gens de dix-huit ans puissent avoir le droit de vie et de mort (par l'anesthésie), alors qu'on trouve un médecin de vingt-cinq ans bien jeune pour soigner une coqueluche ou un rhumatisme. On a été jusqu'à vouloir créer une quatrième catégorie de dentistes, avec un diplôme spécial de docteur en chirurgie dentaire, comme les Américains.

C'est assez dire combien la profession est déjà encombrée, et la loi de 1892 ne prévoyait sans doute pas ce résultat, sans quoi elle eût fait de la profession de dentiste une spécialité exclusivement médicale, comme l'ophtalmologie, la laryngologie, etc., en exigeant le diplôme de doctorat en médecine. Mais le législateur craignait qu'il n'y eût pas assez de dentistes. C'est le contraire qui se produit, et les nouveaux diplômés bénéficiaires de cette loi sont les premiers à s'en alarmer, avec juste raison d'ailleurs. C'est pourquoi ils proposent des barrières à l'entrée et à la sortie, en élevant la limite d'âge pour l'entrée dans les écoles dentaires, en en rendant l'accès moins facile, en augmentant la durée des études et en modifiant le dernier examen, le plus important, celui qui confère, avec le diplôme, le droit à l'exercice.

Pour moi qui dois savoir à quoi m'en tenir là-dessus, puisque je fais constamment partie des jurys d'examen depuis plusieurs années, je suis entièrement de leur avis. Les conditions matérielles de cet examen ne permettent réellement pas une sévérité suffisante ; le temps manque et les épreuves ne sont ni assez longues ni assez nombreuses. Certains se plaignent qu'elles ne sont pas assez pratiques ; mais ce n'est pas dans le laps de temps qui leur est consacré qu'on peut demander à un candidat d'exécuter un travail de prothèse pour lequel il faut des heures ; j'en dirai autant pour les aurifications. Certes, il y a là matière à réforme, mais il ne faut point perdre de vue qu'il ne suffit pas de bien aurifier une dent, si elle n'a été au préalable *bien soignée*, et que, si la prothèse est une belle chose, conserver vaut encore mieux que remplacer ; il est donc de toute nécessité que le dentiste complet soit aussi médecin que prothésiste.

Au nombre des mesures préventives destinées à empêcher l'encombrement de la profession, se placerait encore la surveillance des écoles dentaires par l'Etat[1]. Car, il y a ceci de bizarre : l'Etat exige un diplôme, et le délivre, mais il ne donne pas l'enseignement, exception étrange si l'on se reporte au droit, à la médecine, aux lettres, aux sciences, etc.

Il y aurait encore beaucoup à dire sur les moyens proposés pour parer à l'envahissement inquiétant de la profession, mais je dois me borner[2].

Comme la solution du problème serait simple pourtant, avec un peu de bon sens et de logique ! La bouche vaut-elle le rectum ? l'autre extrémité ? A qui

1. Morche, *Etude sur la profession dentaire*.
2. Au moment de publier cet ouvrage, une loi ⋅ ⋅ ⋅ ⋅ ⋅ mulguée donnant en partie satisfaction à ces d⋅ ⋅ ⋅ ⋅

confiez-vous le soin de vos hémorroïdes, sinon à un médecin ? Pourquoi donc votre bouche ne mériterait-elle pas le même honneur ? Passez-moi, cher lecteur, cette démonstration un peu grossière, je l'avoue, mais très juste au fond. Eh bien ! tout simplement, parce que les médecins eux-mêmes, pendant de trop longs siècles, ont considéré le domaine du dentiste comme indigne d'eux ; il en était d'ailleurs de même de la chirurgie, quand elle était abandonnée aux barbiers. Que pensez-vous de son évolution depuis cent ans seulement ? A-t-elle périclité entre les mains des médecins ? Pourquoi en serait-il autrement de l'art dentaire ? Les catégories disparaîtront, et l'unification souhaitée se fera par la force des choses ; les diplômés qui réclament un doctorat spécial et les médecins qui se livrent de plus en plus nombreux à la pratique de l'art dentaire se rencontreront fatalement à mi-chemin, et on finira par où on aurait dû commencer. Ce résultat, que nous ne verrons peut-être pas nous-mêmes, pourrait bien cependant être moins éloigné qu'on ne pense.

Je n'ai point parlé des mécaniciens-dentistes : ceux-là n'ont pas droit d'exercice ; il en est certes, parmi eux, de très habiles et intelligents, mais ceux-là trouvent moyen de travailler, de passer leurs examens et de conquérir leurs diplômes ; ce sont comme les officiers sortis du rang, au lieu d'avoir passé par Saint-Cyr ou l'Ecole Polytechnique. Ils peuvent évidemment être d'excellents praticiens, après avoir développé leur instruction ; mais, sans le diplôme, ils n'auraient pas le droit d'appliquer dans la bouche les appareils qu'ils auraient confectionnés dans le laboratoire.

Maintenant, cher lecteur, vous êtes peut-être embarrassé pour savoir qui a droit d'exercer, ou qui exerce illégalement? Ces derniers seraient bien en peine de vous montrer le diplôme qu'ils n'ont pas; à la Préfecture de Police, on est exactement renseigné sur ce point, puisque tous les diplômes doivent y être déposés après leur obtention, pour conférer le droit d'exercer.

Parmi tous ceux à qui vous pouvez vous en fier légalement, sur qui arrêterez-vous votre choix? Cette question paraît délicate à résoudre; mais on ne saurait trop le dire; si les titres constituent un supplément de garantie, il n'en est pas moins vrai qu'il y a d'honnêtes gens partout et dans toutes les catégories de dentistes que je vous ai citées, il y a des praticiens habiles et des plus honorables. Le mieux est de demander avis à votre médecin ou à des personnes en qui vous ayez confiance et qui vous indiquent le dentiste consciencieux auquel elles ont eu affaire elles-mêmes; c'est ainsi, d'ailleurs, que se font les bonnes clientèles et les solides réputations.

Seulement ces moyens honorables de parvenir sont lents dans leurs résultats, et certains dentistes, assoiffés de notoriété, sans se soucier si elle sera de bon aloi, et avides de gain, ne craignent pas d'employer des procédés dont la qualité douteuse jette un véritable discrédit sur toute la corporation; c'est ainsi qu'ils ont créé « la réclame dentaire », ce charlatanisme moderne. « Tout est bon pour eux, annonces dans les journaux, prospectus dans les rues, affiches illustrées, projections lumineuses même, tout leur sert pour attirer les gogos, les naïfs, les ignorants. Partout l'œil est attiré par la publicité tapageuse des dentistes à réclame, des *bazars* dentaires, comme on a si justement qualifié ces étranges maisons. Partout l'on voit ces enseignes alléchantes étinceler en lettres d'or et d'argent, et reproduire des titres dont la rédaction adroite et à double sens semble revêtir un cachet officiel ou scientifique (des soi-disant Instituts ou Académies). Partout l'on voit ces affiches grotesques, ces prospectus à photographies d'artistes, ces brochures à demi scientifiques, promettant, à des prix incroyables de bon marché, ces fameux appareils, sans plaques, crochets ni ressorts, ou encore ces merveilleuses extractions sans douleur, sans piqûre, sans endormir ; partout cette réclame qui vise un seul but : attirer le public ignorant et crédule. Tous ces réclamistes à outrance font d'abord un tort énorme à leurs confrères, en attirant à eux les clients par des moyens blâmables et charlatanesques, et en ravalant leur profession au niveau d'une vulgaire entreprise commerciale, et, de plus, ils trompent bien souvent le public qui s'est laissé prendre au son de leur grosse caisse. C'est pourquoi il appartient aux dentistes consciencieux d'éclairer le public, de lui montrer ce que sont, en réalité, ces nouveaux procédés « américains », ces nouveaux et merveilleux anesthésiques en *ol*, en *um*, etc., qui sont tout simplement du chlorure d'éthyle, du protoxyde d'azote ou du somnoforme. Toutes ces soi-disant nouveautés, ainsi que leurs appareils inimitables et brevetés, sont connus des dentistes sérieux qui s'en servent, s'il y a lieu, et avec moins de bruit, mais plus de sécurité pour leurs clients [1]. »

Voici, d'autre part, ce que dit, sur cette question, une petite brochure, *Contre-Réclame*, rédigée par le

---

1. Morche, *Étude sur la profession dentaire.* Imprimerie Hardy.

Syndicat des Chirurgiens-Dentistes de France : « Il ne faut avoir aucune confiance dans le dire des industriels, qui, dans un but de lucre, se prétendent possesseurs de procédés aussi merveilleux que secrets... Voici un certain nombre de vieux clichés sur lesquels il est utile d'appeler l'attention :

« C'est d'abord la conservation de toutes les dents et racines même les plus cariées, affirmation le plus souvent mensongère et qui, lorsqu'elle est exacte, envisage seulement des opérations qui pourraient être exécutées par n'importe quel dentiste consciencieux.

« C'est la méthode américaine, les dentiers américains, les procédés américains, boniment qui vise le gogo, persuadé que tout ce qui est étranger est meilleur que tout le reste, comme si tous les dentistes du monde entier n'employaient pas actuellement les mêmes méthodes et les mêmes procédés.

« C'est l'*émaillage* des dents déchaussées et dépourvues d'émail, simple application de ciment.

« C'est ensuite l'usage de diplômes étrangers, de médailles, de décorations, l'emploi du titre d'expert près des justices de paix ou tribunaux de commerce, de membre de sociétés savantes, titres et diplômes le plus souvent faux, ou bien dépourvus de toute valeur professionnelle.

« C'est le fameux *livre d'or* des clients, où ceux-ci, après une extraction avec anesthésie locale, n'hésitent pas à apposer une signature, qui, dans la suite, est produite devant les tribunaux en cas de contestation.

« Et que dire de ces officines dont les noms s'étalent partout et qui se présentent au public sous des noms tendant à établir la confusion et qui évoquent malicieusement l'idée d'établissements d'enseignement, de sociétés savantes, de congrès, pour laisser accroire qu'elles sont dirigées par des professeurs à l'instar des écoles dentaires reconnues d'utilité publique[1]?

« Méfiez-vous de l'enseigne « *M^n Dentiste* » ou des plaques où il y a D suivi d'un nom. La première abréviation tend à vous faire croire que cela veut dire : « Médecin dentiste », et la seconde « Docteur ». Dites-vous bien que ceux qui sont réellement *Docteurs* ou *Médecins* dentistes le mettraient en toutes lettres, ou ne le mettraient pas du tout.

« Méfiez-vous des dentistes à titres pompeux.

« Méfiez-vous des dentistes qui font de la réclame; ils cherchent à attirer par ce moyen une clientèle que leurs médiocres talents n'ont point su faire venir.

« Le bon dentiste ne fait pas de réclame et n'encombre pas les journaux de sa bruyante personnalité; il sait fort bien que son travail est la meilleure de toutes les réclames ».

Adopter comme règle de conduite l'axiome suivant : « En art dentaire, et en général dans toutes les professions libérales, la confiance qu'il faut accorder à un praticien est en raison inverse de la quantité de réclame qu'il fait. »

Le lecteur nous pardonnera ces longues citations ; nous ne pouvons que nous associer entièrement aux idées qu'elles renferment.

Vous avez quelques chances, si vous avez suivi nos conseils, de bien choisir votre dentiste. Mais il me

---

1. A Paris, il n'y a, comme cliniques officielles, que celles des écoles en question (au nombre de trois) et les cliniques dentaires des hôpitaux et hospices de l'Assistance publique.

semble utile de vous donner ici quelques indications sur la manière dont vous aurez à vous comporter avec lui. Au premier abord, cela peut paraître puéril ; en réalité, c'est plus important que vous ne croyez ; car souvent d'une première visite dépend pour vous une impression ineffaçable. En général, à moins d'urgence, mieux vaudra pour vous demander un rendez-vous qu'y aller de but en blanc, sans être attendu. Vous aurez à cela un double avantage : passer sûrement et sans trop attendre. Autrement vous pouvez risquer, après une longue expectative, de ne voir personne, ou même de ne pas trouver le dentiste, donc un premier point : s'enquérir des jours et des heures, demander un rendez-vous ; vous n'allez ainsi qu'à coup sûr, et votre dentiste pourra vous accorder le temps nécessaire, soit pour vous examiner sérieusement, soit même pour vous soigner; autrement vous pouvez tomber dans un moment de surmenage, où la chose ne lui soit pas possible.

Si vous êtes envoyé ou recommandé par quelqu'un, c'est la première chose à dire ; vous ne pouvez que bien vous en trouver, et c'est une question de convenance, car autrement vous mettez le dentiste dans l'impossibilité de remercier la personne qui vous envoie et vous lui faites faire une impolitesse involontaire.

Une fois introduit dans le cabinet d'opération, indiquez brièvement la cause qui vous amène : examen de la bouche, nettoyage, dent à soigner, extraction, appareil, ou redressement, peu importe. Mais n'entrez pas dans de trop longues explications ; car vous ne pouvez vous figurer combien le bavardage inutile est insupportable pour quelqu'un dont le temps est précieux à soi et aux autres ; un coup d'œil lui en apprendra d'ailleurs plus que dix coups de langue.

Souvent vous venez pour une seule dent, et le dentiste les passe toutes en revue. Laissez-le faire, sans l'interrompre à chaque instant ; c'est son devoir de vous renseigner exactement sur l'état de votre bouche, afin de pouvoir vous indiquer les soins qu'il y aurait à prendre : libre à vous d'accepter ou de refuser ces soins, mais vous ne pourrez pas lui reprocher de vous avoir laissé ignorer ce qu'il y a et sa responsabilité est dégagée. Chaque jour, j'ai occasion de dire à un client : « Vous avez telle dent malade. — Ah ! je ne savais pas ; mais j'attendrai d'en souffrir pour me la faire soigner. Je reviendrai à ce moment-là. — Libre à vous, s'il n'est pas trop tard alors ! » ce qui, d'ailleurs, arrive le plus souvent. On reconnaît alors qu'on a eu tort. N'oubliez pas que toute dent cariée, soignée au début, est soignée vite, bien et sans douleur ; si on attend, c'est tout le contraire.

Lorsque vous avez accepté telle ou telle intervention, traitement ou appareil, ne vous croyez pas déshonoré de demander le prix ; je connais beaucoup de clients qui ne le font pas, soit par timidité, soit par orgueil, ou par un sentiment de délicatesse spéciale. Cette ignorance où ils restent volontairement est une équivoque parfois gênante. Car, lorsque le dentiste vous présente sa note, vous êtes censé avoir accepté d'avance ses conditions ; si elles dépassent vos prévisions ou vos ressources, il en résulte une grande contrariété, peut-être une gêne. Que faire alors? Vous vous sentez plus ou moins humilié de faire un tel aveu, ou d'avoir à marchander ; si vous n'obtenez pas gain de cause, vous êtes obligé de payer ou de porter votre différend en justice. C'est excessivement désagréable pour les deux parties et avantageux pour aucune. Tous ces ennuis sont évités quand on s'enquiert du prix à l'avance, tandis qu'il est encore temps d'accepter ou de refuser. Et soyez bien convaincu qu'en *aucun cas* le dentiste n'y trouvera à redire. Pour moi, j'estime que c'est simplement loyal que l'on sache où l'on va de part et d'autre.

Le prix étant fait, restent à déterminer les conditions du paiement ; là encore je suis partisan d'éviter les surprises ; si vous avez un délai à demander, n'attendez pas que le travail soit fait pour en avertir le dentiste. Car tous ne se trouvent pas dans la même situation, aussi bien dentistes que clients ; tous n'ont pas les mêmes habitudes. Les uns envoient leurs notes en fin d'année ; d'autres, deux fois par an ; chez d'autres, enfin, le comptant est d'usage. Vous ne pouvez pas comparer à cet égard le dentiste riche, arrivé, qui prend des prix très élevés et dont la clientèle offre des garanties, des répondants, avec le dentiste à clientèle très modeste, n'ayant pas de situation assise. Ce qu'il y a de certain, c'est qu'en aucun cas ni l'un ni l'autre ne vous reprocheront de payer comptant, ne serait-ce que pour leur éviter des écritures. On croit trop en général que les dentistes gagnent beaucoup d'argent ; on ne voit que le beau côté de leur profession. « Mais que ne parle-t-on de ses déboires? On ne compte pas assez les sommes dépensées pour les études, les examens, puis plus tard pour l'achat ou l'installation d'un cabinet. On ne calcule pas les frais généraux énormes qui frappent le dentiste (loyer, patente, domestiques, mécaniciens, usure et renouvellement de l'outillage, fournitures de toutes sortes, chauffage et éclairage). On ne calcule pas davantage les soucis de la profession, les dangers que court le dentiste, la responsabilité parfois effrayante qui lui incombe[1]. » Que d'avances il lui faut faire dans une année, et que de mauvaises créances il a parfois! Un bon conseil en passant, si vous voulez m'en croire : vous aurez toujours avantage à payer comptant ; votre dentiste n'en sera pas plus mal disposé à votre égard, loin de là.

Nous avons cru devoir placer ici quelques conseils pratiques qui pourront paraître puérils à tous les *habitués* du dentiste, mais qui ne semblent pas inutiles pour ceux qui ne sont jamais allés le trouver, si l'on en juge par les petites maladresses sans nombre qui se produisent alors invariablement.

Les uns commencent par vouloir nous montrer la dent coupable, avant même de s'asseoir, et neuf fois sur dix, en *tournant le dos au jour*. La première chose à faire est de vous asseoir dans le fauteuil d'opération. Ah! ce fauteuil! je me souviens encore de l'effroi qu'il inspirait il y a seulement une vingtaine d'années, à tel point que certains dentistes préféraient se servir d'un fauteuil ordinaire, d'aspect moins rébarbatif, à l'air plus bonasse, afin de rassurer le client. Mais qu'on ne s'y trompe pas, personne n'y trouvait son compte, ni le patient, ni le bourreau, l'un et l'autre étant dans une mauvaise position, défavorable et fatigante. Si l'on réfléchit en effet qu'un fauteuil bas est commode pour soigner les dents de la mâchoire inférieure, ou les extraire, il n'en est plus de même pour la mâchoire supérieure. Nous en dirons autant des variations

---

1. Morche, *loc. cit.*

qu'il faut apporter dans l'inclinaison de la tête du patient, qui doit se trouver, tantôt droite, tantôt au contraire plus ou moins renversée en arrière. Ne vous effrayez donc pas d'avoir à vous asseoir dans le fauteuil d'opération, vous y serez plus à l'aise et mieux soigné, c'est hors de doute ; voici un premier point. Un second point est le suivant : montez-y par le côté droit, et non par le côté gauche, qui est d'un accès moins facile en raison de la présence du crachoir. Je vois à chaque instant nombre de personnes qui veulent faire le contraire et risquent de se salir, ou de renverser quelque chose.

Lorsque vous êtes dans le fauteuil, la première chose à faire est d'indiquer au dentiste où se trouvent les dents que vous venez faire soigner ou enlever, si c'est en haut ou en bas, afin qu'il puisse mettre le siège et la têtière (appuie-tête) dans la position convenable. A ce sujet, encore une petite observation : la têtière est faite de manière à emboîter le derrière de la tête, c'est-à-dire plus ou moins évidée, concave, au milieu. Personne n'aura l'idée de s'asseoir en dehors des bras du fauteuil, pourquoi donc place-t-on sa tête en dehors de la têtière ? le principe est le même cependant.

Vous voici placé, et non sans peine parfois. Que vous reste-t-il à faire ? Plus rien, que vous *laisser faire*. Mais ce n'est pas la moindre difficulté ; car, si étrange que cela puisse paraître, c'est vous qui êtes venu trouver le dentiste, le prier de vous soigner, c'est vous qui allez apporter toutes sortes d'entraves à son œuvre, soit par crainte, soit même quelquefois par trop de bonne volonté, un trop vif désir de l'aider ; la crainte, il faut la bannir, car elle est mauvaise conseillère, et

dangereuse; elle vous expose à des mouvements in-
tempestifs, à des maladresses qui peuvent vous faire
blesser, vous et la personne qui vous soigne. C'est
donc un sentiment qui va tout droit au-devant du mal,
qu'elle veut éviter. Tenez-vous, à cet égard, le même
raisonnement qu'un de mes amis; comme je le félici-
tais de sa bravoure à tout supporter, il me répondit :
« Moi ! je suis le plus douillet et le plus capon qui
existe. C'est ma lâcheté qui me donne les apparences
du courage; je me dis que moins je vous gênerai dans
vos opérations, plus vite j'en serai débarrassé, je souf-
frirai moins et moins longtemps. » C'est là une peur
intelligente, si je ne m'abuse.

Quant à l'excès de zèle, il a bien, lui aussi, ses
petits inconvénients.

Lorsque votre dentiste vous examine la bouche,
laissez-le faire, sans interrompre, sous prétexte de lui
donner des renseignements qu'il ne vous demande
pas. Vous l'empêchez ainsi d'apporter à son examen
la méthode et l'attention nécessaire. En outre, à chaque
fois que vous refermez la bouche, et que vous parlez,
vous ternissez son petit miroir, et vous mouillez de
salive les points qu'il vient de sécher pour mieux voir.
Une fois que vous avez la bouche ouverte, ne la refermez pas sans permission; ne venez pas dire que vous
manquez alors de respiration, car je vous répondrais :
« Pourquoi donc *ouvrez-vous* la bouche en montant
les escaliers? Comment le même mouvement vous
donnerait-il tantôt de l'aisance, tantôt de la difficulté
à respirer? » Non, ce n'est pas cela qui vous gêne,
c'est de ne pouvoir avaler votre salive; il faut donc
bien le faire avant d'ouvrir la bouche définitivement;
d'ailleurs, de deux choses l'une : ou bien votre den-

liste n'a pas besoin que vous demeuriez longtemps la bouche ouverte, et il vous suffit d'un peu de volonté; ou bien, il en est autrement, et c'est alors à lui de prendre les précautions nécessaires pour mettre son travail à l'abri de la salive.

Comme je vous l'ai dit, ne l'accablez pas de renseignements, mais donnez-lui de façon précise ceux qu'il vous demande. Rien ne sert de le tromper, vous en seriez la première victime; s'il vous fait mal, pas de mouvements dangereux qui consistent à jeter les bras en l'air, vous pouvez ainsi faire crever les yeux à vous ou à l'opérateur, renverser des liquides qui tachent ou brûlent, renverser une lampe à alcool et mettre le feu, que sais-je encore? Point n'est besoin non plus de hurler, comme le font certains clients, pendant des minutes entières, longtemps même après que la douleur a cessé. Non, il y a des façons moins bruyantes de montrer que vous souffrez, et tout ce tapage ne vous empêche pas de souffrir. Plus vous serez raisonnable, plus vous laisserez au dentiste ses moyens d'action pour réduire vos souffrances au minimum, aussi bien comme durée que comme intensité.

Si vous suivez ces conseils, qu'une pratique déjà longue m'autorise à déclarer excellents, vous quitterez le fauteuil et le dentiste satisfaits réciproquement; je le répète, votre collaboration est toute passive, et en cela seulement elle contribue à l'excellence du résultat.

Demandez sans crainte si, par suite d'un pansement ou d'une opération, vous devez éprouver de la gêne ou de la douleur; mieux vaut le savoir, cela vous évite un découragement inutile.

S'il s'agit d'un appareil, ne soyez point surpris

d'éprouver quelque difficulté à parler; si cela vous gêne, ou s'il vous semble que la tenue soit insuffisante, ne perdez pas patience du premier coup, il faut le temps de s'y accoutumer.

De ce qu'une extraction ne vous a pas apporté un soulagement immédiat, ne vous croyez pas perdu pour cela ; pensez plutôt à demander ce qu'il y aurait à faire éventuellement.

Avant de quitter le cabinet du dentiste, demander, s'il y a lieu, quand il faudra revenir.

Pour la question du règlement de compte, je n'y reviens pas, ayant dit déjà le nécessaire.

Me voici bientôt rendu au but de ce trop long ouvrage, et j'espère que toute personne *libre* qui m'aura lu avec tant soit peu d'attention ne sera pas embarrassée sur la conduite à tenir, quand il s'agit du soin de sa bouche.

Mais il y a telles circonstances où l'on n'est pas *libre* d'agir ; j'ai en vue les enfants au collège et les militaires. Pour ces groupements, qui embrassent toute une période importante de l'existence, l'initiative privée n'existe pour ainsi dire pas, car il lui serait impossible pratiquement de se manifester d'une façon suivie ; elle ne peut agir qu'aux jours de congé. En dehors de cela, c'est donc aux chefs d'institution, comme au corps de santé militaire qu'incombent le souci et la responsabilité de l'hygiène buccale.

Il serait à souhaiter que, dans tous les collèges, lycées, institutions, etc., il y eût un dentiste attaché à l'établissement, ou qu'on laissât aux enfants la liberté et le temps nécessaire pour recourir aux soins de leur dentiste. Malheureusement c'est difficilement compatible avec les études ; car il faut prendre ou sur les heures de classe, ou sur les heures de récréation ; dans un cas c'est le professeur, dans l'autre, l'enfant qui ne s'en soucie pas. Il y a bien des pensions auxquelles un dentiste est attaché, mais dans des conditions rudimentaires qui rendent illusoire l'efficacité de sa présence, en raison du temps insuffisant qu'il peut consacrer aux soins nécessaires. Il faudrait que les parents, d'une part, les chefs d'institution, d'autre part, comprennent réellement l'intérêt qui s'attache à ces soins, à l'âge où *tout l'avenir* de la bouche en dépend, pour être décidés les uns et les autres aux sacrifices nécessaires de temps et d'argent : sacrifices qui, d'ailleurs, en évitent de plus grands par la suite. Au point de vue du temps, croyez-vous que la souffrance occasionnée par les dents cariées rende les classes profitables, et ne fasse pas perdre le bénéfice d'un certain nombre de leçons ? Pour ma part, je me rappelle combien ce genre de douleurs a entravé ma préparation au baccalauréat. Sous d'autres rapports, ne trouvez-vous pas lamentable à la fois et onéreux que de malheureux jeunes gens de vingt ans, à peine sortis du collège, soient obligés de recourir à la prothèse afin de pouvoir manger ? et croyez-vous que, pour en venir là, leur estomac, leur croissance et leur santé n'aient pas eu à en souffrir ? On me pardonnera d'avoir insisté en raison de l'importance *capitale* du sujet.

Au régiment, jusqu'à présent, les médecins militaires devaient se contenter d'arracher les dents, et encore étaient-ils plus ou moins mal outillés pour cela ; néanmoins la nécessité de le faire leur rendait l'opération plus familière. Mais, dès à présent, se préparent, sur ce chapitre, des modifications très importantes.

Un enseignement spécial est fondé au Val-de-Grâce, et désormais tous les médecins militaires seront tenus d'être au courant de l'art dentaire, afin de pouvoir donner aux hommes dont la santé leur est confiée *tous* les soins nécessaires.

Nous ne dirons qu'un mot des soins dentaires que la plupart des groupements prétendent donner à leurs membres, j'entends par là les administrations, mutualités, etc.

Il y a, à la base du contrat même qui les régit, le même vice rédhibitoire que pour les soins médicaux et les médicaments qui leur sont fournis gratuitement.

Les sociétaires versent une cotisation qui leur donne des droits à cet égard; malheureusement ils n'en peuvent jouir que d'une façon très limitée, et ce pour de nombreuses considérations que le cadre de cet ouvrage nous permet à peine d'esquisser. En premier lieu, les prix véritablement dérisoires offerts aux médecins, dentistes et pharmaciens, sont plutôt de nature à leur faire redouter que désirer ce genre de clientèle qu'ils ont pourtant *recherchée*, bien plus, il est vrai, pour se faire un titre qu'une source de revenus. Quand on songe que, comme pour le bureau de bienfaisance par exemple, certaines visites reviennent à quelques *centimes*, conçoit-on l'avantage pour des praticiens qui, en somme, ne vivent pas, plus que vous et moi, de l'air du temps? Quelle perte effroyable pour eux, s'ils négligent pour cela leur clientèle libre? ajoutez à cela que les sociétaires, étant nombreux, finiraient par prendre *tout* le temps du médecin et ne lui laisseraient plus aucun loisir.

Il y a là un abus déplorable.

D'un autre côté, certains soins par leur longueur, certaines opérations par leur nature et certaines médications menaçaient de grever si lourdement le budget des mutualités qu'elles ont dû y renoncer et limiter en même temps les droits des sociétaires à cet égard. Je connais pour ma part une société dont un membre a été jusqu'à se faire payer des *bains d'eau de Vichy*. Aussi qu'est-il arrivé ? On a tellement limité les droits que presque tous les sociétaires y renoncent et vont, comme simples mortels chez le médecin, le pharmacien ou le dentiste de leur choix, et à leurs frais.

En dehors de ceux qu'aucune entrave n'empêche de recourir aux soins du dentiste, il reste encore une catégorie nombreuse de patients qui voudraient bien, mais à qui leurs moyens ne le permettent pas. Ceux-là sont-ils donc condamnés à souffrir sans remède ? Evidemment, dans les campagnes, ils n'ont d'autre recours que l'extraction. Dans certaines villes, trouveront-ils des soins désintéressés ? Je n'ai pu me livrer à cet égard à une enquête suffisante. Mais, pour Paris, la réponse est facile : oui. Il y a un certain nombre de cliniques dentaires gratuites, *privées*, et il y en a également qui sont *publiques*, officielles. Il y a celles qui sont rattachées aux trois écoles dentaires, et enfin il y a les services dentaires hospitaliers.

Dans chaque hôpital et dans tous les établissements relevant de l'Assistance publique, il y a un dentiste chargé de donner les soins nécessaires : 1° aux malades de l'hôpital ; 2° au personnel de l'Établissement; 3° à certains jours de consultation, aux indigents qui viennent du dehors pour recourir à lui.

Comme il n'y a pas encore bien longtemps que ces services fonctionnent, et qu'ils n'ont pas été tous créés en même temps, il y a quelque différence dans le plus ou moins de perfection de leur organisation, et les soins qu'on y peut donner varient un peu de l'un à l'autre, mais également, il faut bien le dire, en raison des besoins de la clientèle qui les fréquente. Ce mot de clientèle n'est pas exact, car il s'agit ici de soins gratuits; je veux dire par là que, dans les quartiers excentriques, où il vient exclusivement des ouvriers, ces derniers attendent généralement pour nous consulter qu'il n'y ait plus rien à faire qu'arracher la dent coupable, ils n'auraient pas le temps nécessaire à dépenser pour la faire soigner. Dans certains hôpitaux du centre, on rencontre plus souvent des patients qui tiennent à conserver leurs dents. Mais partout ils peuvent recevoir des soins éclairés et désintéressés de la part des dentistes des hôpitaux. Ceux-ci sont nommés au concours et avec un ensemble de garanties aussi sérieuses que pourrait l'exiger le public payant le plus difficile. Pour concourir à ce poste, il faut être docteur en médecine depuis trois ans et avoir fréquenté pendant deux ans au moins un service dentaire hospitalier, ce qui est constaté par un certificat de stage. Les épreuves de ce concours sont au nombre de six; deux portent sur des questions de médecine ou de chirurgie générales, où le candidat doit prouver qu'il possède la pathologie humaine dans son ensemble. Quatre autres épreuves, pratiques, cliniques, prothétiques, orales et écrites, l'obligent à montrer sa valeur comme spécialiste. Au moment même où j'écris ces lignes, a lieu l'un de ces concours, et j'en puis parler en connaissance de cause faisant partie du jury. Onze candidats se sont présentés pour trois places. Dans quelques années, ce concours sera devenu extrêmement difficile et assure, d'ores et déjà, un recrutement d'élite ; d'ailleurs, il est suivi par un certain nombre d'anciens internes des hôpitaux de Paris ; c'est là un sérieux critérium de sa valeur.

Pour nous résumer brièvement, il n'est personne à l'heure actuelle qui soit excusable de perdre ses dents, sous prétexte qu'il ne peut trouver les soins nécessaires ; il n'est personne qui ait le droit de dire : je n'ai pas le temps de me soigner, et je ne sais ce qu'il faut faire. Quand on songe à ceci : mieux vaut prévenir qu'avoir à combattre le mal ; tout se résume dans l'hygiène dont la formule tient dans un seul mot : *Propreté*. Cette vertu bien comprise est la *base* même de la santé, au moral comme au physique. Les anciens l'avaient compris, et leur idéal était : *Mens sana in corpore sano*. Puissiez-vous, cher lecteur, le réaliser, et mes faibles lumières y avoir contribué : c'est tout le fruit que je veux recueillir de cet ouvrage.

TABLE DES MATIÈRES

Tours. — Imp. Deslis Frères, 6, rue Gambetta.

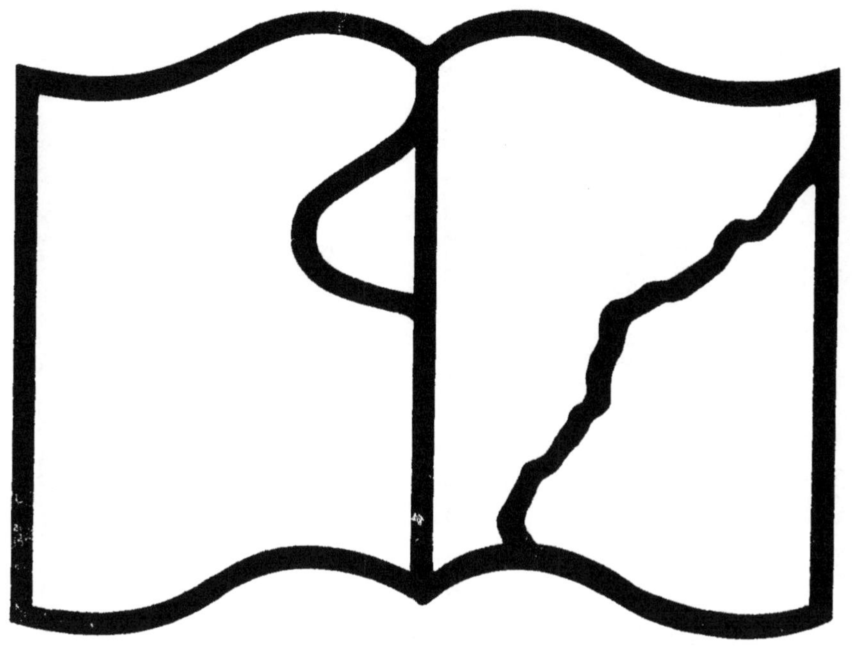

Texte détérioré — reliure défectueuse

NF Z 43-120 11

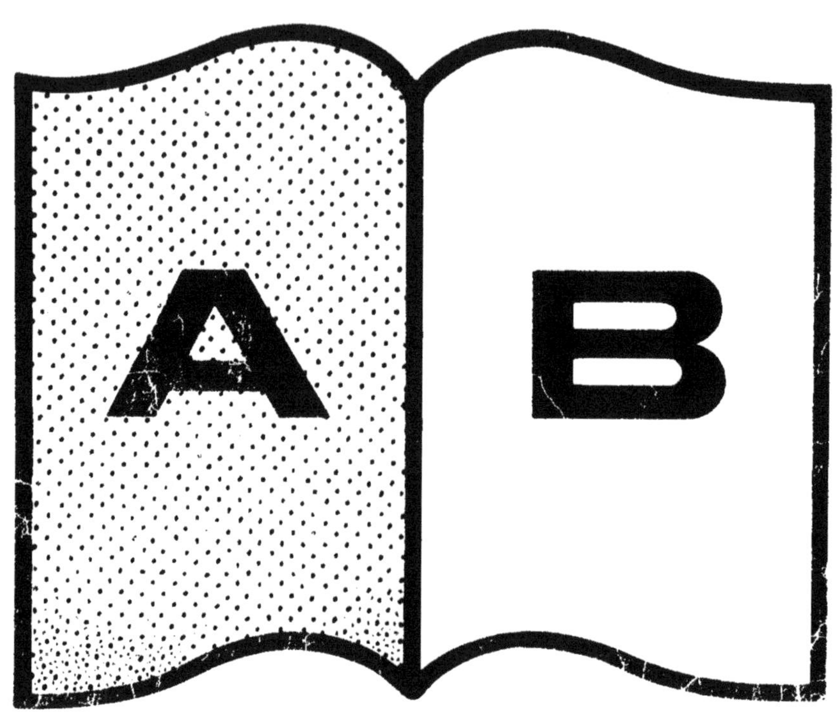

Contraste insuffisant

NF Z 43-120-14

9 782016 161111